U0347089

中国健康政策与新医改研究丛书

编委会

湖北省学术著作出版专项资金资助项目
国家社会科学基金重大项目

中国健康政策与新医改研究丛书

丛书总主编◎方鹏骞

家庭医生签约药学服务清单研究

Study on the List of Pharmaceutical Services Provided by Family Doctors

主　编　张新平　胡　明

副主编　阳　昊　徐小军　陈　昊　陈海红

编　者　（以姓氏笔画为序）

朱星月　四川大学

阳　昊　广西壮族自治区人民医院

张梦辉　华中科技大学

张新平　华中科技大学

陈　昊　华中科技大学

陈海红　华中科技大学

周　倩　华中科技大学

胡　明　四川大学

徐小军　赣南医学院第一附属医院

蒋俊男　华中科技大学

鞠　鑫　华中科技大学

华中科技大学出版社
http://www.hustp.com
中国·武汉

图书在版编目(CIP)数据

家庭医生签约药学服务清单研究/张新平,胡明主编. —武汉:华中科技大学出版社,
2020.1

(中国健康政策与新医改研究丛书)

ISBN 978-7-5680-6061-5

Ⅰ.①家… Ⅱ.①张… ②胡… Ⅲ.①药物学 Ⅳ.①R9

中国版本图书馆 CIP 数据核字(2020)第 097565 号

家庭医生签约药学服务清单研究　　　　　　　　　　张新平　胡　明　主编

Jiating Yisheng Qianyue Yaoxue Fuwu Qingdan Yanjiu

策划编辑:余　雯
责任编辑:余　琼
封面设计:原色设计
责任校对:李　琴
责任监印:周治超
出版发行:华中科技大学出版社(中国·武汉)　　　电话:(027)81321913
　　　　　武汉市东湖新技术开发区华工科技园　　　邮编:430223
录　　排:华中科技大学惠友文印中心
印　　刷:湖北新华印务有限公司
开　　本:710mm×1000mm　1/16
印　　张:20.5　插页:2
字　　数:257 千字
版　　次:2020 年 1 月第 1 版第 1 次印刷
定　　价:146.00 元

内容提要

Summary ————

本书是"中国健康政策与新医改研究丛书"之一。

本书主要从理论、实证、策略三大方面阐述如何确立和普及家庭医生签约药学服务清单。本书确定了家庭医生签约背景下的药学服务清单及其开展和普及策略,可以为药师在家庭医生签约服务及社区药学服务中发挥重要作用提供支持。

本书可供各级卫生健康行政人员,各级各类医疗机构管理人员,疾病预防与公共卫生等领域的工作人员,以及各类高校相关专业的专家学者和研究生等学习与参考,本书也可供药师、家庭医生等使用。

总序

健康是人民最具普遍意义的美好生活需要。作为从事健康政策研究的专业人员，我们的主要工作目标是完善国民健康政策，将健康融入经济社会政策制定的全过程，为人民群众提供全方位、全生命周期的健康服务。

人民健康是民族昌盛和国家富强的重要标志。习近平总书记在党的十九大报告提出要"实施健康中国战略"。推进健康中国建设，是全面建成小康社会、基本实现社会主义现代化的重要基础，是全面提升中华民族健康素质、实现人民健康与经济社会协调发展的国家战略。将健康中国升级成为国家战略，是国家治理理念与国家发展目标的升华。

当前，人民健康正面临着经济发展、社会环境、自然环境、行为方式等因素带来的多重挑战，重大传染病防控形势依旧严峻，新发传染病频发且防控难度加大，对国家卫生健康服务体系治理现代化与危机应对能力提出了更高的要求。健康政策在卫生事务管理中发挥着分配健康资源、规范健康行为、解决健康问题、促进健康事业发展的重要作用。近年来，国家陆续出台多项健康领域的法律法规及政策，落实预防为主的方针，统筹解决当前人民健康的突出问题，持续推进健康中国建设工作。

深化医药卫生体制改革（简称新医改），全面建立中国特色基本医疗卫生制度是实施健康中国战略的重要组成部分。新医改笃行致远，攸关民生，主要聚焦如下四个方面：一是建立分级诊疗制度，推进多种形式医联体建设,构建优质、高效的医疗卫生服务体系;二是健全现代医院管理制度,提高医院经营管理水平,加快建立符合行业特点的人事薪酬制度;三是建立符合国情的全民医保制度,深化支付方式改革;四是健全药品供应保障制度,提高药品的质量和可及性,减轻群众用药费用负担。新医改的最终目标是以人民健康为中心,坚持保基本、强基层、建机制,落实预防为主,推进医疗、医保、医药联动改革,推动医改落地见效、惠及人民群众。

"中国健康政策与新医改研究丛书"基于推进健康中国战略,对国家健康政策与新医改的重大理论与实践问题进行了思考与探索,并为我国医药卫生体制改革提出了一系列的政策转化与咨询建议。本套丛书涵盖七个健康领域,包括《中国健康政策改革趋势与评价》《从医疗保险迈向健康保险》《家庭医生签约药学服务清单研究》《公立医院绩效管理与薪酬设计》《中国健康老龄化的趋势与策略》《中国卫生法发展研究》《中国中医药政策与发展研究》。

中国健康政策与新医改的理论与应用是新时代面向医药卫生体制改革、医疗卫生服务体系建设、健康环境与产业,聚焦当前人民群众面临的主要健康问题和影响因素,以人民群众健康需求与结局为导向的重要研究领域。开展此领域的研究对于加速健康政策转化、促进全民健康覆盖、推进全面建成小康社会具有重要的理论创新和现实意义;同时,也是加强重大疾病防控,完善对重大传染病的监测、预警、应急响应,充分践行人民健康优先发展的战略思想,顺应国际趋势,履行国际承诺的要求。

本套丛书是在来自华中科技大学、武汉大学、北京大学、四川大学、中国政法大学、东南大学、中南财经政法大学、湖北大学、武汉科技大学、南方医科大学、温州医科大学、昆明医科大学、湖北中医药大学、广西中医药大学、安徽中医药大学等多所高校及相关研究机构的专家和学者的共同努力下完成的，并得到了湖北省预防医学会的支持。团队成员长期从事我国健康政策与管理的各领域研究与探索工作，承担了多项健康政策与管理领域的国家重大、重点研究项目，众多研究学术成果在国内居于领先水平，同时为我国医药卫生事业改革提供了具有社会影响力的政策建议。本套丛书正是基于团队成员前期丰硕的研究成果和坚实的研究基础，以健康中国战略为导向，系统地阐述了我国健康政策与管理、医药卫生体制改革的重大理论与实践问题，并提出了切实、可行的对策建议，对深化医药卫生体制改革、推动健康中国建设将起到积极的影响。

　　本套丛书内容系统，兼具时代性、创新性、实践性，适合所有对国家健康政策、医药卫生体制改革感兴趣的读者阅读，可作为各级卫生行政管理部门、医疗机构、医保管理机构、公共卫生机构等部门管理者的参考用书，也可作为高等院校、研究机构有关研究领域的教师、研究人员及研究生教学与学习的参考书。

前言

在我国家庭医生签约制度不断推进、公立医院全部取消药品加成等背景下，药师进一步拓展药学服务、加快职能转型的重要性日益凸显。本书确定了家庭医生签约背景下的药学服务清单及其开展和普及策略，可以为药师在家庭医生签约服务及社区药学服务中发挥重要作用提供支持。

本书主要从理论、实证、策略三大方面阐述如何确立和普及家庭医生签约药学服务清单。理论篇：在充分了解家庭医生签约服务和药学服务相关政策文件、研究热点及研究主题演化，国内外社区药学服务现状等基础上，设计出家庭医生签约药学服务清单。实证篇：在武汉和上海分别开展实证研究，从而确定适用于实践的家庭医生签约药学服务清单；同时总结、分析国内各地典型家庭医生签约服务和药学服务实践，为家庭医生签约药学服务清单的开展和普及策略奠定基础。策略篇：描述了开展家庭医生签约药学服务清单的专业人员服务模式、开展策略，以及普及条件与保障措施。

本书在编写过程中，秉持科学严谨、实事求是、紧密联系实际、具有推广意义等原则，力求如实反映目前国内外药学服务发展的现状及国内药学服务开展所具备的特色和不足之处，以期为未来中国的药学服务发展提供真实的建议。

本书由张新平、胡明主编，阳昊、徐小军、陈昊、陈海红为副主编，张梦辉、周倩、朱星月、鞠鑫、蒋俊男参编。

因水平有限，本书难免存在不足之处，敬请读者、专家批评指正！

张新平　胡明

目录

Contents ————

1 ○ **第一章　导论**

2 　　一、家庭医生签约服务已成为医药卫生领域的改革趋势

3 　　二、建立家庭医生签约药学服务清单的必要性

6 　　三、建立家庭医生签约药学服务清单的重要意义

7 　　四、本书内容概述

9 ○ **第二章　家庭医生签约药学服务清单研究相关理论**

10 　　一、契约理论

13 　　二、需求理论

16 　　三、供给理论

19 ○ **第三章　家庭医生签约药学服务政策清单**

20 　　一、家庭医生签约服务政策清单

45 　　二、药学服务政策清单

81 ○ **第四章　家庭医生签约服务与药学服务研究可视化分析**

82 　　一、家庭医生签约服务研究 CiteSpace 分析

89 　　二、药学服务研究 CiteSpace 分析

99 第五章　家庭医生签约药学服务清单设计

100 一、国外社区药学服务提供现状

108 二、国内社区药学服务需求与提供现状

118 三、理论版的家庭医生签约药学服务清单

122 第六章　家庭医生签约药学服务清单实证研究

123 一、调查对象的人口学特征

125 二、建议纳入家庭医生签约服务包的药学服务项目

128 三、药学服务项目需要的资源分析

159 四、药学服务项目发挥的作用分析

172 五、家庭医生签约药学服务清单细化

176 第七章　专业人员药学服务开展

177 一、国外专业人员药学服务开展的理念

177 二、专业人员药学服务开展的原则与要求

178 三、专业人员药学服务开展的普遍程度

184 第八章　国内典型家庭医生签约服务与药学服务实践

185 一、典型家庭医生签约服务模式

200 二、典型药学服务模式

208 第九章　家庭医生签约服务包效果评价

209 一、成都市某区家庭医生签约服务现状

210 二、成都市某区家庭医生签约服务包效果评价

219 三、国内外家庭医生签约服务效果评价

229　**第十章　家庭医生签约药学服务清单开展和普及策略**

230　　一、家庭医生签约药学服务清单开展的专业人员服务模式

232　　二、家庭医生签约药学服务清单开展策略

235　　三、家庭医生签约药学服务清单普及条件与保障措施

240　**参考文献**

250　**附录 A　药学服务需求率及提供率的计算**

256　**附录 B　药学服务项目专家评价**

264　**附录 C　关键人物访谈法提纲**

267　**附录 D　社区药学服务清单、专业人员服务模式及开展策略**

271　**附录 E　药学服务项目的内涵**

第 一 章

导 论

家庭医生签约服务已成为医药卫生领域的改革趋势,在阐述建立家庭医生签约药学服务清单的必要性、药学服务的特点、药学服务的要求和建立家庭医生签约药学服务清单的重要意义的基础上,本书将按理论篇、实证篇、策略篇做简要介绍。

一、家庭医生签约服务已成为医药卫生领域的改革趋势

家庭医生制度在国外较为成熟,已在 60 多个国家和地区推行,开展家庭医生签约服务有利于合理利用卫生资源、减少医疗费用、改善全民健康状况、满足社区居民追求健康生活的需求等。2016 年 5 月 25 日,国务院医改办等共同制定的《关于印发推进家庭医生签约服务指导意见的通知》(国医改办发〔2016〕1 号)通过了审议,旨在提高家庭医生的签约服务覆盖面和水平;2016 年 6 月 29 日,人社部发布《关于积极推动医疗、医保、医药联动改革的指导意见》(人社部发〔2016〕56 号),提出要"以分级诊疗制度建设为突破口,配合有关部门加快医疗服务体系改革,推行家庭医生签约服务,提升基层医疗机构服务能力,稳步推进医疗卫生资源优化配置"。家庭医生的签约服务与分级诊疗制度改革齐头并进,成为医疗服务体系改革的重点。2017 年 4 月 25 日,国务院办公厅发布了《关于印发深化医药卫生体制改革 2017 年重点工作任务的通知》(国办发〔2017〕37 号),指出要大力推进家庭医生签约服务,健全收付费、考核、激励机制以及医保等政策。从老年人、孕产妇、儿童、残疾人等人群以及慢性疾病和严重精神障碍患者等入手,以需求为导向做实家庭医生签约服务。2017 年,重点人群签约服务覆盖率达到 60% 以上,把所有贫困人口纳入家庭医生签约服务范围。由此可见,家庭医生签约服务已成为我国医药卫生领域的改革趋势。

二、建立家庭医生签约药学服务清单的必要性

2017 年全面推开公立医院综合改革,全部取消药品加成,这是深化医药卫生体制改革的重中之重。截止到 2017 年 9 月底,我国全面推开城市公立医院综合改革,公立医疗机构加成销售药品的时代结束。"沦为"纯粹的成本单元后,药房在医院内的地位急转直下,日益凸显了药师进一步拓展药学服务、加快职能转型的重要性。

药学服务在 20 世纪 70 年代就已经出现,其理念源自为药物使用负责的思想,以区别于之前单纯的药品调配工作,这一思想打破了临床药学只关注药物的局限。目前,人们普遍接受美国学者 Hepler 和 Strand 给出的定义:药学服务是围绕提高生活质量这一既定目标,直接为公众提供负责任的、以达到提高患者生命质量这一既定结果为目的的与药物治疗相关的服务。也就是说,药师运用最新的知识与技术,通过与其他医药专业人员合作,设计、执行和监测将对患者产生特定结果的药物治疗方案,这些结果包括疾病的痊愈或症状的减轻、疾病进程的阻止或延缓、疾病发生或症状出现的预防等。美国药学院协会(AACP)于 1987 年提出:在未来的 20 年中,药师应该在整个卫生保健体系中体现自己控制药物使用的能力,尤其是减少整体医疗服务费用,如缩短住院期和减少其他昂贵的服务等的能力。

社区药学服务是社区卫生服务的重要内容之一。一方面,分级诊疗提出"基层首诊、双向转诊、急慢分治、上下联动"的模式,社区将迎来更多慢性病、老年病、疾病康复期患者,其中社区常见的高血压、糖尿病等慢性疾病患者需要进行长期的药物控制,社区居民的药学服务需求不断增加。另一方面,社区不合理用药现象也十分严峻,我国家庭不合理用药比例超过了 30%,其中主要是非处方药中毒和非处方药引起

的不良反应,有关统计显示,我国每年约有 250 万人因药物不良反应致病住院。具体原因包括药品保存不当、滥用抗生素、任意改变用药剂量、任意停止用药、模仿他人用药、多药并用等。

随着医改的深入,公众开始密切关注药品合理使用问题。药学专业人员如何运用所学的专业知识,有效地预防药源性疾病、合理利用医药资源日益受到重视。临床药学的工作发展缓慢,全面的药学服务工作更是举步维艰,国内学术界尚未建立可以适应不同对象的药学服务工作模式,尚未形成药学服务工作的规范和评价标准,尚未充分认识到药学信息在实施药学服务中的重要地位。虽然部分医疗机构开展了药学服务的实践,但缺少管理体制等配套措施,药师的积极性尚未被充分调动。药师不仅应对患者负责,更应该对整个社会的用药人群负责。因此该服务不仅由药师个体实施,更需要通过集体合作完成。还应当强调药学服务不只是临床药师的责任,而应是所有医院药师和社区药房药师的共同责任。动员整个社会的药学力量,对新时期药师的职责赋予新内涵,这样才能积极推动药学服务的理念在中国的普及,进而促进药学服务在国内的发展。中国药学界在 20 世纪 90 年代初就译介了药学服务的概念,虽然翻译的词汇不同(包括药学保健、药学监护、药疗保健、药疗服务、药师照顾、药学关怀等),但内涵一致,并被广泛接受。而药学服务真正付诸实践,若以临床药师参与临床诊疗为标志,则是从 20 世纪 90 年代后期开始的。2002 年,医疗管理部门适时地颁布了《医疗机构药事管理暂行规定》,旨在促进合理用药,逐步建立临床药师制。虽然许多支持条件有待加强,但指定多家医院作为临床药师制试点、遴选临床药师培训机构等工作的开展,大大加速了药学服务的普及与开展。例如,临床药师与临床医生、护师一起查房、讨论病案,参与临床药物治疗工作等。窗口药学咨询服务的普及和社区药学服务的实施,标志着药师已经走出药房,其专业服务开始为公众所认可。

（一）药学服务的特点

药学服务是药师为维护患者乃至公众健康进行的专业服务,有以下几个基本特征。

1．与药物治疗有关

药学服务要求药师不仅要提供合格的药品,更重要的是关注疾病的合理治疗,要对疾病治疗过程进行决策,包括药品的选择、剂量的确定、给药方法的优化、治疗效果的评估等,同时还包括提供人文关怀,以实现药物治疗的安全、经济、有效。

2．主动实施药学服务

药学服务强调对患者健康的关注和对患者健康负责,尽管不需要对患者提供实际照顾,但药师应对服务对象实施发自内心、负责的服务,这种行为方式不同于既往被动按处方发药的服务方式。

3．药学服务的预期目标明确

药学服务的预期目标包括预防疾病、治愈疾病、消除或减轻症状、阻止或延缓病程、减少不良反应,提高公众生活质量,而不只是保证高质量的药品和足够的血药浓度。这些目标正是医护人员和公众所期望的,也是医疗卫生保健的最终目标。

4．关注生活质量

把药物治疗与提高患者生活质量联系起来,体现了对药物治疗本质认识的深化。药物不再仅用于防治疾病,药物治疗更应以提高患者生活质量为目标。

5．承担相应责任

逐步将药物治疗托付给药师,并监督落实该计划,以保证取得预期结果。在这一过程中,药师需要倾注身心,直接对药物治疗结果负责。

(二) 药学服务的要求

药学服务就是围绕公众健康这一目标切实地为服务对象解决问题,具体地说就是预防和发现与药物治疗相关的潜在问题,解决实际存在的问题,以提高药物治疗效果。为此,药学服务必须符合高质、高效、易得、连续的要求。药学服务作为一个全新的服务理念,提供高质量的服务是其形成、发展的关键。药师以自己独有的专业知识和技巧来保证药物治疗获得预期的效果。这要求药师除了具备丰富的专业知识和较强工作能力外,还必须具备人文修养、娴熟的交流技巧和丰富的社会经验。药师还可以从社会和公众的利益出发,从成本-效益角度提供服务,保证药物治疗安全,减少医药费用。因此药学服务不限场所,也不限于药物治疗的某段时间。不论是住院患者、门诊患者或是急诊患者,也不论是预防、治疗期间或是康复期间,还不论是在医院药房或是在社区药房,药学服务都要直接面向需要服务的患者,贯穿于整个用药过程,渗透于医疗保健行为的各个方面。

因此,在全面取消药品加成的背景下,药师进一步拓展药学服务、加快职能转型的重要性日益凸显;社区严峻的不合理用药现象与居民对药学服务需求的日益增长也显示了提供药学服务的紧迫性。

三、建立家庭医生签约药学服务清单的重要意义

家庭医生签约药学服务清单可以在基本服务的基础上提供专业的药学服务,对促进国内签约服务政策大背景下的药学服务的开展具有重要的现实意义。开展家庭医生签约药学服务使得药师不仅仅局限于传统的管理库存、调配处方服务模式,而有利于拓展药师职能,实现取

消药品加成的背景下药师职能的转型,从而更好地体现药师价值、发挥签约药学服务团队的作用;有利于满足社区居民的药学服务需求、促进合理用药,保障社区居民用药的安全性、依从性、有效性和经济性,真正为社区居民提供连续性、个性化的药学服务,保障居民健康。

因此,为了顺应家庭医生签约药学服务成为医药卫生体制改革的一个趋势,在公立医院综合改革和全部取消药品加成的政策背景下加快药师的职能转型,满足社区居民不断增加的药学服务需求和改变十分严峻的社区不合理用药现象,并提供专业的药学服务,本书基于对目前社区签约服务的发展、药学服务的需求与提供等情况的了解,确定家庭医生签约药学服务清单,以及提出家庭医生签约药学服务清单开展和普及的策略。

四、本书内容概述

本书主要按理论篇、实证篇、策略篇做简要介绍。

上篇为理论篇:以契约理论、需求理论和供给理论(第二章)为基础,在汇总家庭医生签约服务政策清单、药学服务政策清单(第三章),充分了解国内家庭医生签约服务与药学服务的研究热点及研究主题演化(第四章)的基础上,进一步总结国内外社区药学服务提供现状,结合专题小组讨论法与专家咨询法设计出理论版的家庭医生签约药学服务清单(第五章)。

中篇为实证篇:基于理论版的家庭医生签约药学服务清单,在武汉和上海分别开展实证研究,对每项药学服务是否合适纳入家庭医生签约药学服务包进行评价,同时对每项药学服务开展所需的资源及发挥的作用进行评价,从而确定适用于实践的家庭医生签约药学服务清单(第六章)。同时分析专业人员药学服务开展(第七章)的情况,总结国内典型家庭医生签约服务与药学服务实践(第八章),评价家庭医生签约服务包效果(第九章),从而为家庭医生签约药学服务清单开展和普及策略的制定奠定基础。

下篇为策略篇:包括家庭医生签约药学服务清单开展的专业人员服务模式、开展策略,以及普及条件与保障措施(第十章)。

第二章

家庭医生签约药学服务清单研究相关理论

本章归纳了家庭医生签约药学服务相关理论,如契约理论、需求理论及供给理论,将为家庭医生签约药学服务清单的设计提供理论指导。

一、契约理论

(一) 契约理论内涵及特征

契约(contract),也称为合同、合约,是双方或多方当事人之间的一种协议、约定;狭义上讲所有的商品或劳务交易都是一种契约关系,广义上讲所有的法律、制度都是一种契约关系。

契约理论(contract theory)来源于新制度经济学。契约理论是研究在特定交易环境下不同合同人之间的经济行为与结果,具有维护缔约双方合作或多方合作,鼓励缔约方在恪守承诺、承担责任的前提下谋求新的更为远大的利益的作用。在信息不对称条件下,缔约过程中会出现道德风险、逆向选择、敲竹杠和承诺四种问题;一般来说,逆向选择问题属于机制设计理论的范畴,而道德风险、敲竹杠和承诺问题是契约理论的核心问题。契约理论是一门新兴学科,它以契约为核心,以博弈论为方法,研究激励、信息和经济制度。

Salanie(1997)和 Bolton(1998)认为,契约理论有以下四个共性特征:①在大多数情况下它们是局部均衡模型,研究孤立于其他经济体的单一商品(或两种商品)市场;②描述少数代理人的互动关系;③通过一个合同来总结所有强加在当前体制环境的约束条件,它可以是体现在书面协议中详尽而明确的合同,并可以通过第三方来保证履行,也可以是依赖一系统的行为规范的隐性合同,而且必要时把它当作双方可持续互动的一个均衡条件;④大量使用伴随着不对称信息的非合作博弈模型,但还采用广为人知的委托代理模型中的简单设定来描述谈判过程,把全部讨价还价能力分配给其中一方,由这一方提出"要么接受或要么放弃"合同并要求回答"是或否",其他方不能自由地提出其他合同。

(二) 契约理论的重要分支

完全契约理论(委托代理理论)、不完全契约理论(产权理论,广义上也包括交易费用经济学)是契约理论的重要分支。契约理论的共同主旨是将企业视为"一系列契约关系的总和"。

2016 年,Hart 和 Holmstrom 教授成为诺贝尔经济学奖获得者。Holmstrom 教授的主要贡献在于:通过发展完全契约理论,为解决个人与团队生产中的道德风险问题和动态条件下的承诺问题提供了有效的方案。而 Hart 教授的主要贡献在于:通过构建不完全契约理论,为解决企业内部以及政府和企业之间的敲竹杠问题提供了有效的方案。因此,他们两人的贡献为契约理论这座"大厦"奠定了基石,并且搭建了基本架构。

1. 完全契约理论

完全契约理论认为:企业和市场没有本质区别,都是一种契约;委托人和代理人能够预见未来所有的或然情况,并制定最优的风险分担和收入转移机制来实现约束条件下的次优效率。完全契约理论的关键假设:①契约当事人是完全理性的,能够预见未来的各种或然情况;②委托人和代理人之间的信息是不对称的,代理人拥有关于自己行动的私人信息;③契约的关键变量是可证实的。

Alchian 等学者(1972)认为企业的本质是一种团队生产,而团队生产的核心问题是对代理人努力的测度问题和代理人的搭便车问题,即单个代理人和多个代理人的道德风险问题。Jensen 等学者(1976)把企业看作是一种法律虚构物,是契约的联结,并且其特征是在组织的资产和现金流上存在着可分割的剩余索取权。20世纪70年代,借助博弈论和信息经济学的有力工具,Mirrlees、Holmstrom等建立了委托人-代理人框架下单个代理人和多个代理人道德风险模型的基本框架。此后,Fama、Radner、Bull将静态契约理论拓展到动态契约理论,从而将委托人的承诺问题以及代理人的声誉效应引入长期契约。

委托代理理论代表了完全契约理论的最新发展;其核心是解决在利益相冲突和信息不对称的情况下,委托人应该采取什么样的方式在代理人实现自己的效用最大化的同时也能实现委托人的效用最大化,即所谓的激励相容的问题。

2. 不完全契约理论

不完全契约理论认为:契约是不完全的,当事人的有限理性和资产专用性会导致敲竹杠问题,可以采取产权安排来实现次优效率。这也是不完全契约理论被称为产权理论的原因。当产权形式发生变化时,企业的边界就发生了变化,因此企业和市场是有区别的。不完全契约理论的关键假设:①当事人至少具有一定程度的有限理性,无法预见未来的各种或然情况;②当事人具有机会主义行为;③存在关系专用性投资。

狭义的不完全契约理论通常指企业的产权理论,广义的不完全契约理论还包括了交易费用经济学和关系契约理论;狭义的不完全契约理论始于企业的产权理论,而产权理论始于对交易费用经济学的批判。Williamson(1985)认为在契约不完全的前提下,两个企业合并可以减少它们之间的敲竹杠成本;他从资产专用性、交易频率和不确定性三个维度来衡量交易费用,从而为不同类型的交易提供了对应的治理结构,并最终构建了一个交易费用经济学框架。交易费用经济学的基本逻辑:每一种交易都是一种契约,根据不同契约带来的交易费用匹配不同的治理结构。越是不完全的契约,就越应该匹配具有更低的激励强度、更少的适用性、更多的行政控制、更多官僚主义特征的治理结构。Hart等认为 Williamson 忽视了产权的成本,并构建了一个形式化的企业的产权理论,这形成了不完全契约理论的主流分析框架。不管是交易费用经济学还是企业的产权理论,几乎都是一次性博弈的静态模型;而关系契约理论在某种程度上可以看成是局部不完全契约的重复博弈版本。Baker 等(2002)将产权和关系契约结合起来,考虑了市场变化和产权变化对违约激励的影响。

二、需求理论

(一) 马斯洛需求层次理论和 ERG 理论

1943 年,美国心理学家马斯洛在《人类激励理论》论文中提出需求层次理论。马斯洛指出,支撑人类个体成长的内在力量是"动机",而促使行为产生的动机是由具有多种性质的内在需求引起的,并且各种相关需求之间具有一定的先后顺序和层次之分,每一个层次的需求在社会上得到满足,就会对个体人格的成长和发展产生决定性影响。他将人的基本需求分为五个层次,即生理需求、安全需求、归属和爱的需求、自尊需求、自我实现的需求。一般说来,当一个层次的需求被满足后,才会产生另一个层次的需求。但马斯洛认为,这个层次集团并不是一个固定的等级集团,五种需求的产生没有严格的先后顺序。

美国耶鲁大学克雷顿·奥尔德弗(Clayton Alderfer)在马斯洛的需求层次理论基础上,提出了一种新的人本主义需要理论,即 ERG 理论。奥尔德弗认为,人们一共存在 3 种核心的需要,即生存(existence)的需要、相互关系(relatedness)的需要和成长发展(growth)的需要。生存的需要与人们基本的物质生存需要有关,它包括马斯洛提出的生理需求和安全需求。相互关系的需要指人们对于保持重要的人际关系的要求,它与马斯洛的归属和爱的需求和自尊需求分类中的外在部分是相对应的。奥尔德弗把成长发展的需要独立出来,它表示个人谋求发展的内在愿望,包括马斯洛的自尊需求分类中的内在部分和自我实现的需求层次中所包含的特征。

（二）传统的消费者行为理论

根据传统的经济学理论,消费者在进行消费时追求效用最大化。效用是指人们通过消费商品而获得的满足程度,其大小取决于消费的商品在多大程度上满足消费者的需要。

根据基数效用理论,假设消费者有能力判断商品的效用值的大小。在一定时间内,消费者在消费商品中,随着消费量的不断增加,每增加一个单位消费量所带来的总满足程度(总效用)的增加量,即边际效用呈现逐渐减少的状态,此现象称为边际效用递减规律。当所消费的多种商品的边际效用相等时,该商品组合的消费达到效用的最大化。

根据序数效用理论,消费者虽然不能判断商品效用值的大小,但可以对不同商品消费所获得的满足程度的大小进行排序,并可以用无差异曲线表示。无差异曲线反映在一定时间、一定资源和技术条件下,消费者消费不同组合的商品所获得的满足程度。如图 2-1 所示,I1、I2、I3表示无差异曲线。无差异曲线上的任一点的总效用相同,无差异曲线间不能相交,离原点越远的无差异曲线所代表的效用越大。商品的消费同时受消费者的预测限制。消费预算曲线表示在消费者收入和各种商品的价格一定的情况下,消费者所能购买的商品数量的最大组合,图中 C1、C2、C3 表示消费预算曲线。一条消费预算曲线上任一点的商品价格总和等于其消费预算。在消费预算一定的条件下,消费者在可供选择的商品中选择一种组合,当消费组合达到消费预算均衡状态,即当消费预算曲线与无差异曲线相切时,可使消费者得到最大程度的满足,即效用最大化。图中 A、B、C 三点的效用是在预算 C1 的条件下达到的,所以 A 点所获得的效用值为在消费预算可能的条件下所获得的最大效用,此时消费预算与无差异曲线相切。除了商品自身价格外,消费者的消费行为还会受到相关商品的价格、消费者收入以及消费者偏好等因素的影响。

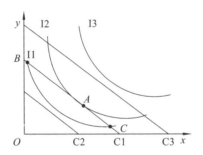

图 2-1　消费者均衡分析图

（三）健康需求理论

人们对医疗卫生的需求源于对健康的需求。1972 年,Grossman 第一次提出了健康资本的概念,明确健康资本是人力资本的一种,正式提出健康需求模型。健康需求是指健康资本需求,表现为人们在生命中某一时点的健康状况。

Grossman 指出,健康资本与其他人力资本不同,因为健康资本不仅会影响个人从事生产或非生产活动,还会影响生产和非生产活动的投入时间。Grossman 认为健康具有两大特点:一是健康直接进入消费者的效用函数,健康可被视为消费品,给个人直接带来效益,即健康会增加个体效用而患病会降低效用水平;二是健康可带来直接的货币收益,健康也可以被认为是一种投资品,是一种资本,是个人生产活动和非生产活动的一种投入,因此也就决定了个人生产活动效率。

三、供给理论

(一)生产函数

供给的基础是生产,要研究供给行为必须从研究生产开始。在生产理论中,生产函数是最为重要的。生产函数是指在一定时期内和一定技术水平下,生产要素的投入量和生产的产品或提供的服务量之间的关系。它表明一定数量的投入要素能产出的最大产量。生产函数可表达为 $Q=f(X_1,X_2,\cdots,X_n)$,Q 为生产某种产品或服务的数量,即代表产出;$X_1,X_2,\cdots,X_n$ 分别为各种投入要素的数量。柯布-道格拉斯(Cobb-Douglas)生产函数是应用最为广泛的生产函数。该模型的表达式为 $Q=AL^{\alpha}K^{\beta}$;Q 为产出,A 为常数项,L 为劳动的数量,K 为资本的数量,α 和 β 分别为劳动和资本的弹性系数;$\alpha+\beta>1$ 表示规模收益递增;$\alpha+\beta=1$ 表示规模收益不变;$\alpha+\beta<1$ 表示规模收益递减。

(二)成本函数

生产者的最优选择不仅取决于生产函数,还取决于成本函数。成本函数是指在某些固定要素价格下,生产给定产出水平的最小成本。成本分为总成本、平均成本和边际成本,总成本是基础,平均成本和边际成本可根据总成本按照定义得到。总成本函数为 $C=\alpha_0+\alpha_1Y+\alpha_2Y^2+\alpha_3Y^3$。根据该式,由平均成本和边际成本的定义,可分别得到平均成本方程和边际成本方程:$AC=\alpha_0/Y+\alpha_1+\alpha_2Y+\alpha_3Y^2$ 和 $MC=\alpha_1+2\alpha_2Y$

$+3\alpha_3 Y^2$。方程参数均可用 OLS 方法估计,被估计的成本曲线可用来研究规模经济问题,即可根据成本产出弹性来测度规模经济的类型:当成本产出弹性小于 1 时为局部规模经济;等于 1 时为局部规模报酬不变;小于 1 时为局部规模不经济。

(三) 效用最大化理论

1970 年,Newhouse 提出了效用最大化理论,该理论认为医院的效用函数可以用产出的数量和质量的某种组合表示。医院的目标就是选择一个效用最大化的数量和质量组合,同时医院也面临着预算约束:它必须支付账单,并且一般不能有收入赤字。因此,医院面临的预算约束是由患者带来的收入与捐赠收入之和应大于总成本。按照 Newhouse 的思路,假定医疗服务质量的提高会转化为对服务需求的提高,同时医疗服务质量的提高也伴随着成本的提高(如需要聘请好的医生等);但有可能医疗服务质量的提高带来的成本的提高要大于消费者愿意为之支付的最高价格,表现为成本提高,服务需求减少。医院决策者需要同时考虑质量 q 和数量 Q,寻求效用最大化,即图 2-2 中的 E_2 点(曲线与最高可得的无差异曲线相切的地方)。

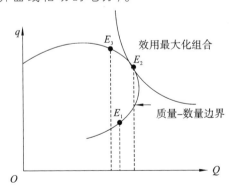

图 2-2　Newhouse 的效用最大化模型

本章小结

　　在契约理论的指导下,从契约及激励的角度寻求政府、医疗卫生服务提供者与公众等多方的共同利益,即在满足代理方物质、精神和自我发展等需要的基础上,又不违背委托方以最小的付出赢得最大健康利益的目标;同时明确目标、措施、激励与约束机制,实现家庭医生签约服务的多方共赢。

　　医疗卫生服务能够为居民健康提供有效保障,从而满足居民生理需求及安全需求,这也是居民最迫切的需求;同时,根据健康需求理论,健康能够给个人直接带来效益,也是个人生产活动和非生产活动的一种投入。因此,满足居民对卫生服务的需求具有至关重要的意义。而社区卫生服务机构作为非营利性组织,应更加重视医疗卫生服务的质量,同时尽可能满足居民的医疗需求,决策者要在考虑卫生服务提供的质量、数量、成本的基础上,寻求效用最大化。

　　在需求与供给理论的指导下,应明确卫生服务,特别是本书关注的社区药学服务的需求与供给现状,从而更好地满足社区居民的药学服务需求,促进社区药学服务的高质量提供,达到需求与供给的均衡状态。

第三章

家庭医生签约药学服务政策清单

国家层面，家庭医生签约药学服务相关政策较少，因此本章主要从家庭医生签约服务与药学服务两个方面对相关政策进行梳理与分析，以充分了解国内政策环境，政策文件中涉及的药学服务项目可为家庭医生签约药学服务清单的设计提供依据；同时家庭医生签约服务与药学服务的政策导向也可为家庭医生签约药学服务的开展和普及策略的制定提供依据。

检索中华人民共和国中央人民政府、国家卫生健康委员会（含国家卫生健康委员会体制改革司）、人力资源和社会保障部，国家中医药管理局，中华人民共和国国家发展和改革委员会等政府部门网站，采用"家庭医生""药学"或"药师"为关键词进行搜索，收集家庭医生签约服务、药学服务相关的政策文件。

一、家庭医生签约服务政策清单

（一）家庭医生签约服务政策清单

家庭医生签约服务政策主要有两大类型（表 3-1）：一类为与家庭医生签约服务直接相关的政策文件，该类政策文件主要集中于 2016—2017 年，考虑到贫困人口和残疾人的特殊性，出台了专门针对这两类人群的家庭医生签约服务政策；另一类为部分内容涉及家庭医生签约服务的政策文件，从 2011 年就开始倡导建立家庭医生制度。

表 3-1　家庭医生签约服务政策清单

编号	时　间	政　策　文　件
	与家庭医生签约服务直接相关的政策文件	
1	2016 年 5 月 25 日	《关于印发推进家庭医生签约服务指导意见的通知》（国医改办发〔2016〕1 号）

续表

编号	时间	政策文件
2	2017 年 5 月 2 日	《关于做实做好 2017 年家庭医生签约服务工作的通知》(国卫基层函〔2017〕164 号)
3	2017 年 9 月 13 日	《关于做好贫困人口慢病家庭医生签约服务工作的通知》(国卫办基层函〔2017〕928 号)
4	2017 年 9 月 25 日	《关于做好残疾人家庭医生签约服务工作的通知》(国卫办基层函〔2017〕956 号)
部分内容涉及家庭医生签约服务的政策文件		
5	2011 年 2 月 12 日	《关于印发〈医药卫生中长期人才发展规划(2011—2020 年)〉的通知》(卫人发〔2011〕15 号)
6	2012 年 3 月 14 日	《关于印发"十二五"期间深化医药卫生体制改革规划暨实施方案的通知》(国发〔2012〕11 号)
7	2012 年 5 月 8 日	《关于印发〈中国慢性病防治工作规划(2012—2015 年)〉的通知》(卫疾控发〔2012〕34 号)
8	2015 年 3 月 6 日	《关于印发全国医疗卫生服务体系规划纲要(2015—2020 年)的通知》(国办发〔2015〕14 号)
9	2015 年 9 月 8 日	《关于推进分级诊疗制度建设的指导意见》(国办发〔2015〕70 号)
10	2015 年 11 月 17 日	《关于进一步规范社区卫生服务管理和提升服务质量的指导意见》(国卫基层发〔2015〕93 号)
11	2016 年 4 月 21 日	《关于印发深化医药卫生体制改革 2016 年重点工作任务的通知》(国办发〔2016〕26 号)
12	2016 年 5 月 18 日	《关于印发加强儿童医疗卫生服务改革与发展意见的通知》(国卫医发〔2016〕21 号)
13	2016 年 6 月 15 日	《关于做好 2016 年国家基本公共卫生服务项目工作的通知》(国卫基层发〔2016〕27 号)

编号	时 间	政 策 文 件
14	2016 年 6 月 21 日	《关于促进和规范健康医疗大数据应用发展的指导意见》（国办发〔2016〕47 号）
15	2016 年 6 月 29 日	《关于积极推动医疗、医保、医药联动改革的指导意见》（人社部发〔2016〕56 号）
16	2016 年 10 月 17 日	《关于印发基层中医药服务能力提升工程"十三五"行动计划的通知》（国中医药医政发〔2016〕33 号）
17	2016 年 10 月 25 日	《"健康中国 2030"规划纲要》
18	2016 年 12 月 27 日	《关于印发"十三五"卫生与健康规划的通知》（国发〔2016〕77 号）
19	2016 年 12 月 27 日	《关于印发"十三五"深化医药卫生体制改革规划的通知》（国发〔2016〕78 号）
20	2017 年 1 月 22 日	《关于印发中国防治慢性病中长期规划（2017—2025 年）的通知》（国办发〔2017〕12 号）
21	2017 年 2 月 1 日	《关于印发"十三五"全国结核病防治规划的通知》（国办发〔2017〕16 号）
22	2017 年 2 月 28 日	《关于印发"十三五"国家老龄事业发展和养老体系建设规划的通知》（国发〔2017〕13 号）
23	2017 年 3 月 8 日	《关于〈印发基层医疗卫生服务能力提升年活动实施方案〉的通知》（国卫办基层函〔2017〕238 号）
24	2017 年 4 月 7 日	《关于推进建设群众满意的乡镇卫生院和优质服务示范社区卫生服务中心活动的通知》（国卫办基层函〔2017〕330 号）
25	2017 年 4 月 23 日	《关于推进医疗联合体建设和发展的指导意见》（国办发〔2017〕32 号）

编号	时　　间	政 策 文 件
26	2017 年 4 月 25 日	《关于印发深化医药卫生体制改革 2017 年重点工作任务的通知》(国办发〔2017〕37 号)
27	2017 年 5 月 8 日	《关于开展"世界家庭医生日"宣传活动的通知》(国卫办基层函〔2017〕451 号)
28	2017 年 6 月 20 日	《关于进一步深化基本医疗保险支付方式改革的指导意见》(国办发〔2017〕55 号)
29	2017 年 7 月 3 日	《关于做好国家卫生计生委和国家中医药局属管医院参加属地公立医院综合改革有关工作的通知》(国卫体改发〔2017〕38 号)
30	2017 年 8 月 28 日	《关于确定公立医院综合改革首批国家级示范城市和第二批国家级示范县的通知》(国医改办函〔2017〕116 号)
31	2017 年 11 月 2 日	《关于印发"十三五"健康老龄化规划重点任务分工的通知》(国卫办家庭函〔2017〕1082 号)
32	2018 年 1 月 2 日	《关于实施乡村振兴战略的意见》
33	2018 年 1 月 14 日	《关于改革完善全科医生培养与使用激励机制的意见》(国办发〔2018〕3 号)
34	2018 年 1 月 19 日	《关于开展世界防治麻风病日活动的通知》(国卫办疾控函〔2018〕62 号)

(二) 家庭医生签约服务政策清单分析

在家庭医生签约服务提出之初,政策文件中的内容较为简单,主要以探索家庭医生签约服务为主。2015 年 9 月 8 日,国务院办公厅《关于推进分级诊疗制度建设的指导意见》(国办发〔2015〕70 号),将建立基层签约服务制度作为建立健全分级诊疗保障机制的重要举措之一,对建立基层签约服务制度提出了较为详细的要求,包括签约人群、签约医生团队应提供的服务、签约服务费用来源、签约服务目标等。2016年5月25日,7部委联合发布的《关于印发推进家庭医生签约服务指导意见的通知》(国医改办发〔2016〕1号)是在近年来各地积极探索签约服务取得的进展和经验基础上,为加快推进家庭医生签约服务,发布的重要政策文件,其在家庭医生签约服务总体要求、签约服务主体、签约服务内涵、签约服务收付费机制、签约服务激励机制、签约服务绩效考核等方面都提出了明确要求。至此,各项政策文件(如深化医药卫生体制改革重点工作任务、一系列的"十三五"规划等)都将家庭医生签约服务作为一项重要的医改举措。

家庭医生签约服务政策清单具体分析见表 3-2 和表 3-3。

表 3-2　与家庭医生签约服务直接相关的政策文件

时　间	政　策　文　件	发布单位	主　题
2016 年 5 月 25 日	《关于印发推进家庭医生签约服务指导意见的通知》(国医改办发〔2016〕1 号)	国务院医改办;国家卫生计生委;国家发展改革委;民政部;财政部;人力资源社会保障部;国家中医药管理局	加快推进家庭医生签约服务
2017 年 5 月 2 日	《关于做实做好 2017 年家庭医生签约服务工作的通知》(国卫基层函〔2017〕164 号)	国家卫生计生委;国务院医改办	做实做好 2017 年家庭医生签约服务工作
2017 年 9 月 13 日	《关于做好贫困人口慢病家庭医生签约服务工作的通知》(国卫办基层函〔2017〕928 号)	国家卫生计生委办公厅;国务院扶贫办综合司	做好贫困人口慢性病家庭医生签约服务工作

续表

时　间	政 策 文 件	发 布 单 位	主　题
2017 年 9 月 25 日	《关于做好残疾人家庭医生签约服务工作的通知》（国卫办基层函〔2017〕956 号）	国家卫生计生委办公厅；中国残疾人联合会办公厅	扎实推进残疾人家庭医生签约服务工作

（三）家庭医生签约服务政策清单时间变迁

由图 3-1 可知，我国家庭医生签约服务起步相对较晚，在 2015 年以后，家庭医生签约服务相关政策出台较多，2017 年是家庭医生签约服务政策大力推进的一年。

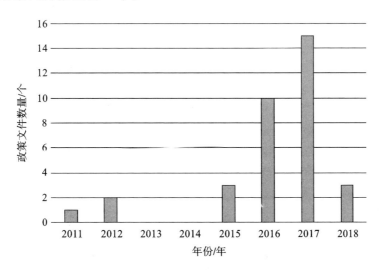

图 3-1　家庭医生签约服务政策清单时间变迁

表 3-3 部分内容涉及家庭医生签约服务的政策文件

时间	政策文件	发布单位	涉及内容
2011年2月12日	《关于印发〈医药卫生中长期人才发展规划(2011—2020年)〉的通知》(卫人发〔2011〕15号)	卫生部	探索建立家庭医生制度
2012年3月14日	《关于印发"十二五"期间深化医药卫生体制改革规划暨实施方案的通知》(国发〔2012〕11号)	国务院	积极推进家庭签约医生服务模式,逐步建立全科医生与居民契约服务关系,为居民提供连续的健康管理服务

续表

时间	政策文件	发布单位	涉及内容
2012年5月8日	《关于印发〈中国慢性病防治工作规划(2012—2015年)〉的通知》(卫疾控发〔2012〕34号)	卫生部;国家发展改革委;教育部;科技部;工业和信息化部;财政部;人力资源社会保障部;环境保护部;商务部;广电总局;新闻出版总署;体育总局;国家食品药品监督管理局	积极探索全科医生家庭服务模式
2015年3月6日	《关于印发全国医疗卫生服务体系规划纲要(2015—2020年)的通知》(国办发〔2015〕14号)	国务院办公厅	推动全科医生、家庭医生责任制,逐步实现签约服务

续表

时间	政策文件	发布单位	涉及内容
2015年9月8日	《关于推进分级诊疗制度建设的指导意见》（国办发〔2015〕70号）	国务院办公厅	**建立基层签约服务制度**。通过政策引导，推进居民或家庭自愿与签约医生团队签订服务协议。签约医生团队由二级以上医院医师与基层医疗卫生机构的医务人员组成，探索个体化服务所开展基层服务。签约服务以老年人、慢性病和严重精神障碍患者、孕产妇、儿童、残疾人等为重点人群，逐步扩展到普通人群。明确签约服务内容和签约服务条件，确定双方责任、权利、义务及其他有关事项。根据服务半径和服务人口，合理划分签约医生团队责任区域，实行网格化管理。签约医生团队负责提供约定的基本医疗、公共卫生和健康管理服务。规范签约服务收费，完善签约服务激励约束机制。签约服务费用主要由医保基金、签约居民付费和基本公共卫生服务经费等渠道解决。签约医生或签约医生团队向签约居民提供基本医疗卫生服务，除按规定收取签约服务费用外，不得另行收取其他费用。探索提供差异性签约服务，分类收费，有偿签约服务形式，满足居民多层次服务需求。慢性病患者可以由签约医生开具慢性病长期处方，探索多种形式满足患者用药需求。完善基层医疗卫生机构绩效工资分配机制，**向签约服务的医务人员倾斜**。到2017年，分级诊疗试点工作应当达到以下标准（之一）：每万名城市居民拥有2名以上全科医生、每个乡镇卫生院拥有1名以上全科医生。城市全科医生签约服务覆盖率**≥30%**

续表

时间	政策文件	发布单位	涉及内容
2015年11月17日	《关于进一步规范社区卫生服务管理和提升服务质量的指导意见》（国卫基层发〔2015〕93号）	国家卫生计生委；国家中医药管理局	**加强签约医生团队建设。**签约医生团队由二级以上医院医师与基层医疗卫生机构的医务人员组成。根据辖区医务半径和服务人口，合理划分团队管理辖区，实行网格化管理。签约医生团队应当掌握辖区居民主要健康问题，开展健康教育和健康促进，危险因素干预和疾病防治，实现综合、连续、有效的健康管理服务。到2020年，力争实现让每个家庭拥有一名合格的签约医生，每个居民有一份电子化的健康档案。 **大力推行基层签约服务。**推进签约医生团队与居民建立服务关系。在签约服务起始阶段，应当以老年人、慢性病和严重精神障碍患者、孕产妇、儿童、残疾人等普通人群的人群为重点，逐步扩展到普通人群。在推进签约服务的过程中，要注重签约服务效果，明确双方的责任、权利、义务等事件，确定双方签约应当承担的责任、权利、义务等事项，努力让居民通过签约服务能够获得更加便利的医疗卫生服务，引导居民主动签约。探索提供差异性服务，分类签约，有偿签约，满足居民多层次服务需求。完善签约服务激励和束缚机制。签约服务费用主要由基本公共卫生服务经费和居民付费和基本公共卫生服务经费等渠道解决

29

续表

时间	政策文件	发布单位	涉及内容
2016年4月21日	《关于印发深化医药卫生体制改革2016年重点工作任务的通知》(国办发〔2016〕26号)	国务院办公厅	**扩大家庭医生签约服务。**总结推广地方推进家庭医生签约服务的成熟经验，制订关于健全全科医生签约服务文件，建立健全全科医生制度。在200个公立医院综合改革试点城市开展家庭医生签约服务，鼓励其他有条件的地区积极开展试点。到2016年底，城市家庭医生签约服务覆盖率达到15%以上，重点人群签约服务覆盖率达到30%以上。明确签约服务内涵和标准、规范签约服务收费，完善签约服务激励约束机制。签约服务费用由医保基金、基本公共卫生服务经费和签约居民个人分担(卫生计生委、人力资源社会保障部、财政部、发展改革委、中医药局负责，中国残联参与)
2016年5月18日	《关于印发加强儿童医疗卫生服务改革与发展意见的通知》(国卫医发〔2016〕21号)	国家卫生计生委；国家发展改革委；教育部；人力资源社会保障部；财政部；国家中医药管理局	**优先开展儿童家庭签约服务。**建立基层医疗卫生机构家庭医生签约服务制度，优先与儿童开展签约服务。有条件的基层医疗卫生机构，可以将儿童医院和妇幼保健机构的儿科医师纳入签约团队，为儿童提供预防、医疗、康复、保健服务。

续表

时间	政 策 文 件	发 布 单 位	涉 及 内 容
2016年6月15日	《关于做好2016年国家基本公共卫生服务项目工作的通知》（国卫基层发〔2016〕27号）	国家卫生计生委；财政部；国家中医药管理局	加强对基本公共卫生服务项目的分类管理，对针对居民个体开展的服务项目，采取由家庭医生或以其为核心的团队与服务对象进行签约的方式开展。要将服务对象中的贫困人口作为重点签约对象。通过签约，为服务对象提供综合的、连续的健康管理服务。突出家庭医生核心作用，将基本公共卫生服务与日常医疗服务相结合，提高服务效果。各地要结合实际，尽快制订本地基本公共卫生服务项目签约服务实施方案，明确签约服务的内容、签约及服务的流程，签约双方的责任和义务等。加强工作协调，注重将基本公共卫生服务签约内容与其他居民个性化服务内容衔接及重大公共卫生服务及其他医疗服务的积极性
2016年6月21日	《关于促进和规范健康医疗大数据应用发展的指导意见》（国办发〔2016〕47号）	国务院办公厅	以家庭医生签约服务为基础，推进居民健康卡、社会保障卡等应用集成，激活居民电子健康档案应用，推动覆盖全生命周期的预防、治疗、康复和健康管理的一体化电子健康服务

续表

时间	政策文件	发布单位	涉及内容
2016年6月29日	《关于积极推动医疗、医保、医药联动改革的指导意见》（人社部发〔2016〕56号）	人力资源社会保障部	要以分级诊疗制度建设为突破口，配合有关部门加快医疗服务体系改革，推行家庭医生签约服务，提升基层医疗机构服务能力，稳步推进医疗卫生资源优化配置
2016年10月17日	《关于印发基层中医药服务能力提升工程"十三五"行动计划的通知》（国中医药政发〔2016〕33号）	国家中医药管理局；国家卫生计生委；人力资源社会保障部；国家食品药品监管总局；中央军委后勤保障部	推进基层签约服务。各地要认真贯彻落实《关于推进家庭医生签约服务的指导意见》，积极推进家庭医生签约服务，逐步实现每个家庭医生团队都有能够提供中医药服务的医师或乡村医生。在推进签约服务过程中，要注重签约服务效果，努力让居民通过签约服务能够获得更加便利的中医药服务，引导居民主动签约。同时，要积极探索提供差异化服务，分类签约、有偿签约等多种签约服务形式，满足居民多层次中医药服务需求
2016年10月25日	《"健康中国2030"规划纲要》	中共中央；国务院	完善家庭医生签约服务，全面建立成熟完善的分级诊疗制度，形成基层首诊、双向转诊、上下联动、急慢分治的合理就医秩序，健全治疗—康复—长期护理服务链

续表

时间	政 策 文 件	发 布 单 位	涉 及 内 容
			健康服务模式实现转变。机构间的分工协作更加紧密，家庭医生签约服务制度基本全覆盖，符合国情的分级诊疗制度基本建立。
2016年12月27日	《关于印发"十三五"卫生与健康规划的通知》（国发〔2016〕77号）	国务院	推进全科医生（家庭医生）能力提高及电子健康档案等工作，实施家庭医生签约服务制度，以及高血压、糖尿病、结核病等慢性疾病和严重精神障碍患者等。（国家卫生计生委牵头，国家发展改革委、人力资源社会保障部、中央军委后勤保障部卫生局等相关部门参与） 医疗服务改进项目（之一） 分级诊疗：慢性病一体化诊疗服务试点，家庭医生签约服务。（国家卫生计生委负责）

续表

时间	政策文件	发布单位	涉及内容
2016年12月27日	《关于印发"十三五"深化医药卫生体制改革规划的通知》(国发〔2016〕78号)	国务院	建立科学合理的分级诊疗制度。坚持居民自愿、政策引导、创新机制,以家庭医生签约服务为重要手段,结合各地实际推行多种形式的分级诊疗模式,推动形成基层首诊、双向转诊、急慢分治、上下联动的就医新秩序。 科学合理引导群众就医需求。建立健全家庭医生签约服务制度。通过提高基层服务能力、医保支付、价格调控、便民惠民等措施,鼓励城乡居民与基层医生或家庭医生团队签约。到2017年,家庭医生签约服务覆盖率达到30%以上、重点人群签约服务覆盖率达到60%以上。力争到2020年将签约服务扩大到全人群,基本实现家庭医生签约服务制度全覆盖。 地方可以按国家有关规定,结合实际合理确定公立医院薪酬水平,逐步提高人员经费支出占业务支出的比例,并建立动态调整机制。对工作任务繁重、高层次医疗人才集聚、公益目标任务较重、开展家庭医生签约服务的公立医疗机构在核定绩效工资总量时予以倾斜。 **到2017年深化医药卫生体制改革主要目标(之一):家庭医生签约服务覆盖率达到30%以上、重点人群签约服务覆盖率达到60%以上。** **到2020年深化医药卫生体制改革主要目标(之一):力争将签约服务扩大到全人群,基本实现家庭医生签约服务制度全覆盖**

续表

时间	政策文件	发布单位	涉及内容
2017年1月22日	《关于印发中国防治慢性病中长期规划（2017—2025年）》的通知（国办发〔2017〕12号）	国务院办公厅	落实分级诊疗制度。优先将慢性病患者纳入家庭医生签约服务范围，积极推进高血压、糖尿病、心脑血管疾病、肿瘤、慢性呼吸系统疾病等患者的分级诊疗，形成首诊、双向转诊、上下联动、急慢分治的合理就医秩序。健全治疗—康复—长期护理服务链。鼓励并逐步规范常见病、多发病患者首先到基层医疗卫生机构就诊，对超出基层医疗卫生机构功能定位和服务能力的慢性病、重点病种患者提供转诊服务。完善双向转诊程序，逐步实现不同级别、不同类别医疗机构之间的有序转诊。 推动慢性病综合防控示范区创新发展。以国家慢性病综合防控示范区建设为抓手，培育适合不同地区的慢性病综合防控模式。示范区建设要紧密结合卫生城镇创建和健康城镇建设要求，与分级诊疗、家庭医生签约服务相融合，全面提升示范区建设质量，在强化政府主体责任，落实各部门工作职责，提供全生命周期慢性病防治管理服务等方面发挥示范引领作用，带动区域慢性病防治管理水平整体提升

续表

时间	政策文件	发布单位	涉及内容
2017年2月1日	《关于印发"十三五"全国结核病防治规划的通知》(国办发〔2017〕16号)	国务院办公厅	做好患者健康管理服务。要按照国家基本公共卫生服务项目要求做好肺结核患者健康管理服务,并将纳入对基层医疗卫生机构的考核内容。疾病预防控制机构、定点医疗机构和基层医疗卫生机构要做到患者转诊追踪、治疗管理等工作全程无缝衔接。疾病预防控制机构和定点医疗机构要加强对基层卫生机构的培训、技术指导和督导。推行结核病患者家庭医生签约服务制度。创新方法和手段,充分利用移动互联网等新技术为患者开展随访服务,提高患者治疗依从性
2017年2月28日	《关于印发"十三五"国家老龄事业发展和养老体系建设规划的通知》(国发〔2017〕13号)	国务院	提高基层医疗卫生机构康复护理床位占比,积极开展家庭医生签约服务,为老年人提供连续的健康管理和医疗服务

续表

时间	政策文件	发布单位	涉及内容
2017年3月8日	《关于印发〈基层医疗卫生服务能力提升年活动实施方案〉的通知》（国卫办基层函〔2017〕238号）	国家卫生计生委办公厅、国家中医药局办公室	为贯彻落实以基层为重点的新时期卫生与健康工作方针，推进分级诊疗制度建设和家庭医生签约服务，在深入开展建设群众满意的乡镇卫生院和社区卫生服务中心活动与国家中医药局联合工程基础上，2017年国家卫生计生委与国家中医药局联合启动实施基层医疗卫生服务能力提升年活动（以下简称"提升年活动"）。 工作目标：2017年，以省（区、市）为单位，基层医疗卫生服务机构门急诊覆盖率达到30%以上，重点人群签约服务覆盖率达到60%以上，家庭医生签约服务量较上一年度有较大提升。 重点工作内容（之一）：大力推进家庭医生签约服务。签约服务以责任主体落实到人，完善签约医生个人、加强以医护组合为基础的签约服务团队建设。根据签约服务内容和需求，不断完善签约服务内容，在基础性签约服务内容基础上，鼓励拓展不同类型的个性化签约服务内容，可包括健康评估、康复指导、家庭病床、家庭护理、中医药"治未病"、远程健康监测等，通过个性化健康管理，提高居民对签约服务的感受度。以儿童、孕产妇、老年人、慢性病患者、残疾人等人群为重点，以疾病管理和预防保健服务为切入点，提高签约服务水平。按照慢性病预防签约技术方案做好扩大签约服务范围。推广专家号源下沉服务路径，实施预约优先制度，签约高诊疗效率。建立全科医生与上级医院专科医生机构的联动工作机制。搭建全科医生与公立医院专科医生与基层医疗卫生机构联系沟通平台，开通转诊绿色通道，畅通转诊服务路径，优先安排转诊患者就诊和住院。完善出院患者信息交流机制，为下转患者提供连续性服务

续表

时间	政策文件	发布单位	涉及内容
2017年4月7日	《关于推进建设群众满意的乡镇卫生院和优质服务示范社区卫生服务中心活动的通知》（国卫办基层函〔2017〕330号）	国家卫生计生委办公厅	要以需求为导向，做实家庭医生签约服务，完善签约服务内涵和流程，提升签约服务的质量和效果
2017年4月23日	《关于推进医疗联合体建设和发展的指导意见》（国办发〔2017〕32号）	国务院办公厅	扎实推进家庭医生签约服务。加强全科医生培养。以高血压、糖尿病等慢性病为重点，在医联体内加快推进家庭医生签约服务，优先覆盖老年人、孕产妇、儿童、残疾人等重点人群，以需求为导向做实家庭医生签约服务，2017年要把所有贫困人口纳入签约服务范围。通过签约服务，鼓励和引导居民在医联体内到基层首诊，优先检查、优先住院等服务。上级医院对签约患者提供优先接诊、优先检查、优先住院等服务。探索对部分慢性病签约患者提供不超过2个月用药量的长处方服务。有条件的地方可以根据双向转诊患者就医需求，通过延伸处方、集中配送等形式加强基层和上级医院用药衔接，方便患者就近取药

续表

时间	政策文件	发布单位	涉及内容
2017年4月25日	《关于印发深化医药卫生体制改革2017年重点工作任务的通知》(国办发〔2017〕37号)	国务院办公厅	**推动落实的重点工作** 总结推广地方成功经验,进一步扩大试点范围,分级诊疗试点和家庭医生签约服务扩大到85%以上的地市。(国家卫生计生委负责) 落实国务院医改办等单位《关于推进家庭医生签约服务的指导意见》。大力推进家庭医生签约服务,健全收付费、考核、激励机制以及医保等政策。从老年人、孕产妇、儿童、残疾人群以及慢性疾病和严重精神障碍患者等人手,以需求为导向做实家庭医生签约服务。2017年,重点人群签约服务覆盖率达到60%以上,把所有贫困人口纳入家庭医生签约服务范围(国家卫生计生委负责)
2017年5月8日	《关于开展"世界家庭医生日"宣传活动的通知》(国卫办基层函〔2017〕451号)	国家卫生计生委办公厅	在全国范围内开展家庭医生签约服务宣传活动

续表

时间	政策文件	发布单位	涉及内容
2017年6月20日	《关于进一步深化基本医疗保险支付方式改革的指导意见》（国办发〔2017〕55号）	国务院办公厅	完善按人头付费、按床日付费等支付方式。支持分级诊疗模式和家庭医生签约服务制度建设，依托基层医疗卫生机构推行门诊统筹按人头付费，促进基层医疗卫生机构提供优质服务。各统筹地区要明确按人头付费的基本医疗服务包范围，保障医保目录内药品、基本医疗服务费用和一般诊疗费的支付。逐步从指标明确的慢性病、高血压、糖尿病、慢性肾功能衰竭等特殊慢性病治疗费用以及治疗效果明确、评估标准明确的慢性病入手，开展特殊慢性病按人头付费，鼓励签约居民的门诊基金按健康管理。有条件的地区可探索将按人头付费与慢性病管理相结合。由基层医疗卫生机构或家庭医生团队，按照签约服务协议提供约定的医疗卫生服务，医保基金按门诊人头付费标准向医疗机构或家庭医生团队支付一定的转诊费用。对于精神病、安宁疗护、医疗康复等需要长期住院治疗且日均费用比较稳定的疾病，可采取按床日付费的方式，同时加强对日均住院天数、日均费用以及治疗效果的考核评估。 结合分级诊疗模式和家庭医生签约服务制度建设，引导参保人员优先到基层首诊，对符合规定的转诊住院患者可以连续计算起付线，将符合规定的转诊住院患者可以连续计算起付线，将连续就诊并转诊的住院费用纳入医保支付范围。探索对纵向合作的医疗联合体等分工协作模式实行医保总额付费，合理引导双向转诊，发挥家庭医生在医保控费方面的"守门人"作用。鼓励定点零售药店做好慢性病用药的供应保障，患者可凭处方在医疗机构或药店自由选择购药

续表

时 间	政 策 文 件	发 布 单 位	涉 及 内 容
2017年7月3日	《关于做好国家卫生计生委和国家中医药局局属管医院参加属地公立医院综合改革有关工作的通知》(国卫体改发〔2017〕38号)	国家卫生计生委;财政部;国家发展改革委;教育部;人力资源社会保障部;国家中医药局;国务院医改办	积极参与分级诊疗制度建设,率先全部参与医疗联合体建设并发挥引领作用。按照属地医联体建设的总体安排,以人才共享、技术支持、检查互认、处方流动、服务衔接为纽带建设二级医院、基层卫生机构等组建医疗集团。积极为家庭医生团队提供技术支持和业务指导,引导优质医疗资源下沉,提升基层医疗服务能力。鼓励跨区域医联体建立合作关系,组建高层次、优势互补的医联体,辐射带动区域医疗服务能力提升。鼓励以专科协作为纽带,跨区域组建专科联盟,提升重大疾病救治能力。鼓励向基层、边远和欠发达地区提供整体或远程医疗服务,提高优质医疗资源可及性和医疗服务整体效率。积极发挥委局属医院在健康扶贫、对口支援、组团式援藏援疆等方面的带头作用

续表

时间	政策文件	发布单位	涉及内容
2017年8月28日	《关于确定公立医院综合改革首批国家级示范城市和第二批国家级示范县的通知》（国医改〔2017〕116号）	国务院医改办；国家卫生计生委；财政部；国家中医药局	加快推进分级诊疗制度建设。以资源共享和人才下沉为导向，根据本地分级诊疗制度建设实际情况，因地制宜、分区域，分层级组建多种形式的医联体。探索对纵向合作的医联体等分工协作模式实行医保总额付费等多种付费方式，并制定相应的考核办法，引导医保基金内部形成顺畅的转诊机制，促进优质医疗资源下沉，推动医联体由以治病为中心转变为以人民健康为中心。做实做好以家庭医生签约服务、确保签约服务质量和效果。组建以家庭医生为核心、专科医师提供技术支持的签约服务团队、向居民提供长期连续的基本医疗、公共卫生和健康管理服务
2017年11月2日	《关于印发"十三五"健康老龄化规划重点任务分工的通知》（国卫办家庭函〔2017〕1082号）	国家卫生计生委办公厅	推动居家老年人长期照护服务的发展。强化基层医疗卫生服务网络功能，积极推广家庭医生签约服务，为老年人提供社区医疗和公共护理人员队伍。充分利用社区卫生服务体系、培育社会护理员队伍，为居家老年人提供长期照护服务，为家庭成员提供照护培训，探索建立从居家、社区到专业机构的比较健全的长期照护服务供给体系（国家卫生计生委、民政部、人力资源社会保障部按职责分工负责）

续表

时间	政策文件	发布单位	涉及内容
2018年1月2日	《关于实施乡村振兴战略的意见》	中共中央；国务院	开展和规范家庭医生签约服务，加强妇幼、老人、残疾人等重点人群健康服务
2018年1月14日	《关于改革完善全科医生培养与使用激励机制的意见》（国办发〔2018〕3号）	国务院办公厅	加快培养大批合格的全科医生，对于加强基层医疗卫生服务体系建设，推进人民群众健康，维护和增进人民群众健康，具有重要意义。推进家庭医生签约服务，签约服务费作为家庭医生团队所在基层医疗卫生机构收入组成部分，可用于人员薪酬分配。将基层医疗卫生机构对签约对象健康状况和居民满意度纳入考核指标，加强签约服务质量考核，考核结果与家庭医生团队的签约服务收入挂钩，确保签约服务质量。深化医保支付方式改革。依托基层医疗卫生机构推行门诊统筹按人头支付费，有条件的地区可以探索将签约居民的门诊基金按人头支付给基层医疗卫生机构或家庭医生团队。对于经基层向医院转诊的患者，由基层医疗卫生机构或家庭医生团队支付一定的转诊费用。总结推广地方成熟经验，对纵向合作的医疗联合体等分工协作模式可实行医保总额付费，并加强考核，合理引导双向转诊，发挥全科医生和家庭医生团队在医保控费方面的"守门人"作用，推动医疗卫生服务由以治病为中心向以健康为中心转变

续表

时间	政策文件	发布单位	涉 及 内 容
2018年1月19日	《关于开展世界防治麻风病日活动的通知》（国卫办疾控函〔2018〕62号）	国家卫生计生委办公厅；民政部办公厅；中国残联办公厅；中国红十字会总会办公室	卫生计生部门要积极做好麻风受累者的医疗救治工作，落实关爱政策，将麻风病人纳入家庭医生签约服务的重点对象，切实解决麻风病人就医歧视、就医困难的问题；民政部门要将符合条件的麻风受累者纳入基本生活救助和医疗救助范围；残联要按照有关规定为符合标准的麻风畸残者办理残疾人证，将持残疾人证的麻风受累者纳入残疾人康复服务范围，为其提供康复训练、辅助器具等基本康复服务；红十字会要为生活困难的麻风受累者和麻风畸残者提供救助和关爱，为其康复和回归社会提供帮扶服务

二、药学服务政策清单

（一）药学服务政策清单

药学服务政策主要有两大类型，一类为与药学服务密切相关的政策文件，如《关于开展临床药师制试点工作的通知》（卫医疗便函〔2007〕190 号）、《关于印发〈医疗机构药事管理规定〉的通知》（卫医政发〔2011〕11 号）、《关于印发医疗机构从业人员行为规范的通知》等对临床药师（或药学技术人员）应提供的服务进行相关规定；在破除以药补医机制等公立医院综合改革措施逐步推进的政策背景下，2017 年 7 月 5 日，《关于加强药事管理转变药学服务模式的通知》（国卫办医发〔2017〕26 号）也随之出台，在促进药学服务模式转变方面显得至关重要。另一类为部分内容涉及药学服务的政策文件，法律法规及规范性文件中均有涉及（表 3-4）。

表 3-4　药学服务政策清单

编号	时　间	政　策　文　件
		与药学服务密切相关的政策文件
1	2007 年 12 月 26 日	《关于开展临床药师制试点工作的通知》（卫医疗便函〔2007〕190 号）
2	2011 年 1 月 30 日	《关于印发〈医疗机构药事管理规定〉的通知》（卫医政发〔2011〕11 号）
3	2012 年 6 月 26 日	《关于印发医疗机构从业人员行为规范的通知》
4	2017 年 7 月 5 日	《关于加强药事管理转变药学服务模式的通知》（国卫办医发〔2017〕26 号）
		部分内容涉及药学服务的政策文件
5	1988 年 12 月 27 日	《医疗用毒性药品管理办法》

续表

编号	时　间	政　策　文　件
6	1999 年 4 月 26 日	《关于印发城镇职工基本医疗保险定点零售药店管理暂行办法的通知》（劳社部发〔1999〕16 号）
7	2004 年 8 月 10 日	《关于印发〈处方管理办法（试行）〉的通知》（卫医发〔2004〕269 号）
8	2005 年 10 月 31 日	《关于印发〈麻醉药品和精神药品经营管理办法（试行）〉的通知》（国食药监安〔2005〕527 号）
9	2007 年 3 月 2 日	《关于印发〈2007 年"以病人为中心，以提高医疗服务质量为主题"的医院管理年活动方案〉的通知》（卫医发〔2007〕84 号）
10	2008 年 3 月 19 日	《关于进一步加强抗菌药物临床应用管理的通知》（卫办医发〔2008〕48 号）
11	2008 年 4 月 1 日	《关于加强肝素钠注射剂临床使用管理的通知》（卫办医发〔2008〕58 号）
12	2008 年 5 月 13 日	《关于印发〈医院管理评价指南（2008 版）〉的通知》（卫医发〔2008〕27 号）
13	2008 年 8 月 22 日	《关于印发〈中医医院管理评价指南（2008 版）〉的通知》（国中医药发〔2008〕16 号）
14	2008 年 12 月 4 日	《关于印发〈2008 年—2009 年"以病人为中心"医疗安全百日专项检查活动方案〉的通知》（卫医政发〔2008〕64 号）
15	2008 年 12 月 24 日	《关于进一步加强中药注射剂生产和临床使用管理的通知》（卫医政发〔2008〕71 号）
16	2009 年 3 月 17 日	《关于深化医药卫生体制改革的意见》

续表

编号	时　间	政　策　文　件
17	2009 年 3 月 18 日	《关于印发医药卫生体制改革近期重点实施方案（2009—2011 年）的通知》（国发〔2009〕12 号）
18	2009 年 3 月 23 日	《关于抗菌药物临床应用管理有关问题的通知》（卫办医政发〔2009〕38 号）
19	2009 年 6 月 26 日	《关于加强克林霉素注射剂临床使用管理的通知》（卫办医政发〔2009〕107 号）
20	2009 年 8 月 18 日	《关于印发〈关于建立国家基本药物制度的实施意见〉的通知》（卫药政发〔2009〕78 号）
21	2009 年 9 月 22 日	《关于印发加强基本药物质量监督管理规定的通知》（国食药监法〔2009〕632 号）
22	2009 年 11 月 27 日	《关于印发国家基本医疗保险、工伤保险和生育保险药品目录的通知》（人社部发〔2009〕159 号）
23	2010 年 2 月 1 日	《关于改进公立医院服务管理方便群众看病就医的若干意见》（卫医管发〔2010〕14 号）
24	2010 年 4 月 20 日	《关于印发〈静脉用药集中调配质量管理规范〉的通知》（卫办医政发〔2010〕62 号）
25	2010 年 12 月 30 日	《关于印发〈电子病历系统功能规范（试行）〉的通知》（卫医政发〔2010〕114 号）
26	2011 年 8 月 18 日	《关于加强孕产妇及儿童临床用药管理的通知》（卫办医政发〔2011〕112 号）
27	2012 年 1 月 20 日	《关于印发国家药品安全“十二五”规划的通知》（国发〔2012〕5 号）
28	2012 年 3 月 5 日	《关于继续深入开展全国抗菌药物临床应用专项整治活动的通知》（卫办医政发〔2012〕32 号）

编号	时　间	政　策　文　件
29	2012 年 3 月 14 日	《关于印发"十二五"期间深化医药卫生体制改革规划暨实施方案的通知》(国发〔2012〕11 号)
30	2012 年 4 月 24 日	《抗菌药物临床应用管理办法》(卫生部令第 84 号)
31	2012 年 10 月 8 日	《关于印发卫生事业发展"十二五"规划的通知》(国发〔2012〕57 号)
32	2013 年 9 月 22 日	《关于加强合理用药健康教育工作的通知》(国卫办宣传函〔2013〕288 号)
33	2014 年 5 月 21 日	《关于保障儿童用药的若干意见》(国卫药政发〔2014〕29 号)
34	2015 年 2 月 9 日	《关于完善公立医院药品集中采购工作的指导意见》(国办发〔2015〕7 号)
35	2015 年 6 月 11 日	《关于落实完善公立医院药品集中采购工作指导意见的通知》(国卫药政发〔2015〕70 号)
36	2015 年 7 月 24 日	《关于进一步加强抗菌药物临床应用管理工作的通知》(国卫办医发〔2015〕42 号)
37	2015 年 8 月 24 日	《关于进一步加强医疗机构儿童用药配备使用工作的通知》(国卫办药政函〔2015〕719 号)
38	2015 年 10 月 20 日	《关于进一步加强中药饮片处方质量管理强化合理使用的通知》(国中医药医政发〔2015〕29 号)
39	2016 年 9 月 25 日	《医疗质量管理办法》
40	2016 年 11 月 29 日	《关于提高二级以上综合医院细菌真菌感染诊疗能力的通知》(国卫办医函〔2016〕1281 号)

续表

编号	时　间	政 策 文 件
41	2016 年 12 月 27 日	《关于印发"十三五"深化医药卫生体制改革规划的通知》(国发〔2016〕78 号)
42	2017 年 1 月 24 日	《关于进一步改革完善药品生产流通使用政策的若干意见》(国办发〔2017〕13 号)
43	2017 年 2 月 14 日	《关于印发"十三五"国家食品安全规划和"十三五"国家药品安全规划的通知》(国发〔2017〕12 号)
44	2017 年 2 月 16 日	《关于印发 2017 年深入落实进一步改善医疗服务行动计划重点工作方案的通知》(国卫办医函〔2017〕139 号)
45	2017 年 12 月 22 日	《关于做好 2018 年元旦春节期间医疗卫生服务工作确保医疗服务质量的通知》(国卫发明电〔2017〕65 号)

(二) 药学服务政策清单分析

大部分药学服务相关政策中,涉及药师提供的药学服务相对较为简单,以处方审核、合理用药指导等药学服务为主。各政策文件中涉及的药学服务归纳起来主要包括药品采购、验收、保管、供应;处方调剂与审核;参与药物治疗方案设计、实施与监护;参与查房和会诊;合理用药教育与用药指导;提供用药信息及用药咨询;用药知识宣传;用药监测、评价与超常预警,药品不良反应、用药错误和药品损害事件监测报告,抗菌药物临床应用监测、细菌耐药监测;药品质量管理,特殊药品管理,重点药品应用管理和评价;选择更加经济的药品;处方点评;落实相关制度规范等(表 3-5、表 3-6)。

表3-5 与药学服务密切相关的政策文件

时间	政策文件	发布机构	涉及内容	核心药学服务
2007年12月26日	《关于开展临床药师制试点工作的通知》(卫医疗便函[2007]190号)	卫生部医政司	临床药师工作职责 临床药师是临床医疗治疗团队成员之一,应与临床医师一样,坚持通过临床实践,发挥药学专业技术人员在药物治疗过程中的作用,在临床用药实践中发现、解决、预防潜在的或实际存在的用药问题,促进药物合理使用。其主要工作职责为: 一,深入临床,审核临床用药处方,直接参与临床药物治疗工作,参与临床药物治疗方案设计、实施与监护; 二,参与日常性医疗查房和会诊,参加危重患者的救治和病案讨论,协助临床医师做好药物遴选工作。在用药实践中发现、解决、预防潜在的或实际存在的用药问题,对用药难度大的患者,应实施药学监护,查房和书写药历; 三,根据临床药物治疗的需要和药物特点进行个体化给药,依据其临床诊断和药动学、药效学的特点设计个体化给药方案; 四,指导护士做好药品请领、保管和正确使用工作; 五,掌握与临床用药有关的药物信息,为医务人员和患者提供及时、准确、完整的药物信息及咨询服务;开展合理用药教育,宣传临床用药知识,指导做好各类药物安全用药; 六,协助临床药师共同做好各类药物临床观察,特别是新药上市后的安全性和有效性监测,并进行相关资料的收集、整理、分析、评估和反馈工作; 七,结合临床药物治疗实践,进行用药调查,开展合理用药评价和药物利用的研究	处方审核; 参与药物治疗方案设计、实施与监护; 参与查房和会诊; 药物监测; 设计个体化的给药方案; 提供用药信息及用药咨询; 合理用药教育、用药指导,用药知识宣传

续表

时间	政策文件	发布机构	涉及内容	核心药学服务
2011年1月30日	《关于印发〈医疗机构药事管理规定〉的通知》(卫医政发〔2011〕11号)	卫生部；国家中医药管理局；总后勤部；卫生部	药物临床应用管理 第十五条 药物临床应用管理是对医疗机构临床诊断、预防和治疗用药病全过程实施监督管理。医疗机构应当遵循安全、有效、经济的合理用药原则，尊重患者对药品使用的知情权和隐私权。 第十六条 医疗机构应当依据国家基本药物制度、抗菌药物临床应用指导原则和中成药临床应用指导原则，制定本机构基本药物临床应用管理办法，建立并落实抗菌药物临床应用分级管理制度。 第十七条 医疗机构应当建立由中医师、临床药师和护士组成的临床治疗团队，开展临床药物治疗工作。 第十八条 医疗机构应当遵循有关药物诊疗指南和药物合理使用原则，对临床路径、临床诊疗规范和药品说明书等合理使用药物；对医师、用药医嘱或者处方的适宜性进行审核。 第十九条 医疗机构应当配备临床药师。临床药师应当参与临床药物治疗工作，对患者进行用药教育，指导患者安全用药。 第二十条 医疗机构应当建立临床用药监测、评价和超常预警制度，对药物临床使用安全性、有效性和经济性进行监测、分析、评估，实施处方和用药点评与干预。 第二十一条 药品损害事件监测报告。医疗机构临床用药发现药品不良反应、用药错误和药品损害事件，应当按照国家有关规定向相关部门报告，并做好观察救治。用药错误、药品不良反应、药品损害事件应当记录，药品不良反应、用药错误和药品损害事件应当立即向所在地县级卫生行政部门报告。 第二十二条 医疗机构应当结合临床药物治疗，开展临床药学研究工作，并提供必要的工作条件，制订相应管理制度，加强领导与管理	参与临床药物治疗与指导；教育与指导、处方审核、用药监测、评价与超常预警；药品不良反应、用药错误和药品损害事件监测报告

续表

时间	政策文件	发布机构	涉及内容	核心药学服务
2012年6月26日	《关于印发医疗机构从业人员行为规范的通知》	卫生部	药学技术人员行为规范 第三十三条 严格执行药品管理法律法规，科学指导合理用药，保障用药安全、有效。 第三十四条 认真履行处方调剂职责，坚持查对制度，按照操作规程调剂处方药品，不对处方所列药品擅自更改或代用。 第三十五条 严格履行处方合法性和用药适宜性审核职责。对用药不适宜的处方，及时告知处方医师确认或者重新开具；对严重不合理用药或者用药错误的，拒绝调剂。 第三十六条 协同医师做好药物使用遴选和患者用药适应证、使用禁忌、不良反应、注意事项和使用方法的解释说明，详尽解答用药疑问。 第三十七条 严格执行药品采购、验收、保管、供应等各项制度规定，不私自销售、使用非正常途径采购的药品，不违规为商业目的统方。 第三十八条 加强药品不良反应监测，自觉执行药品不良反应报告制度	合理用药指导；处方调剂；用药审核；用药咨询；药品采购、验收、保管、供应；药品不良反应监测与报告

续表

时间	政策文件	发布机构	涉及内容	核心药学服务
2017年7月5日	《关于加强药事管理转变药学服务模式的通知》(国卫办医发〔2017〕26号)	国家卫生计生委办公厅；国家中医药管理局办公室	规范临床用药行为 （六）落实相关制度规范。各地要进一步落实《中华人民共和国药品管理法》《麻醉药品和精神药品管理条例》《抗菌药物临床应用管理办法》《医院中药饮片管理规范》《医疗机构药事管理规定》《中成药临床应用指导原则》《抗菌药物临床应用指导原则》，按照糖皮质激素类药物、麻醉药品、精神药品、中药饮片等专项药物临床应用指导原则，全面加强药品、中成药、中药饮片等药物临床应用管理，促进临床合理用药。 （七）加强处方审核调剂。各地要按照《处方管理办法》，减少或杜绝不合理用药及用药错误。医疗机构要加强处方审核制度、优化管理流程，确保所有处方经药师审核后方可调配发放。药师审核处方时须做到"四查十对"，保障患者用药安全。医师要按照审核发现的问题，要与医师沟通进行干预和纠正。 （八）加大处方点评力度。医疗机构要按照《医院处方点评管理规范（试行）》开展处方点评，对点评中发现的问题，进行干预和跟踪管理。中医医院是超常用药和不合理用药还要按照《国家中医药管理局关于进一步加强中药饮片处方质量管理使用的通知》要求，建立完善中药饮片处方专项点评管理。重点对不符合辨证论治结果和经济合理用药的不合理用药进行干预管理，将处方点评作为科室和医务人员绩效考核的重要依据，纳入当地卫生行政部门对医疗机构处方质量的绩效考核指标中。 （九）做好用药监测和报告。医疗机构要建立完善临床用药监测、评价和超常预警制度，对药物使用安全性、有效性和经济性进行监测、分析、评估，建立临床用药监测、用药错误和药品损害事件报告制度。药学部门、医务部门各自履行报告责任，做好相关工作。纳入国家有关临床用药监测网络的，要按照网络数据及时、准确上报	落实相关制度规范； 处方审核调剂； 处方点评； 用药监测和报告

表 3-6 部分内容涉及药学服务的政策文件

时间	政策文件	发布机构	涉及内容	核心药学服务
1988年12月27日	《医疗用毒性药品管理办法》	国务院	医疗单位供应和调配毒性药品，凭医生签名的正式处方。国营药店供应和调配毒性药品，凭盖有医疗单位公章的正式处方。每次处方剂量不得超过二日极量。调配处方时，必须认真负责，计量准确，按医嘱注明要求，并由配方人员及具有药师以上技术职称的复核人员签名付发出。对处方未注明"生用"的毒性中药，应当付炮制品。如发现处方有疑问时，须经原处方医生重新审定后再行调配	毒性药品处方复核
1999年4月26日	《关于印发城镇职工基本医疗保险定点零售药店管理暂行办法的通知》(劳社部发〔1999〕16号)	劳动和社会保障部；国家药品监督管理局	外配处方必须由定点医疗机构医师开具，有医师签名和定点医疗机构盖章。处方要药师审核签字，并保存2年以上以备核查	处方审核

续表

时间	政策文件	发布机构	涉及内容	核心药学服务
2004年8月10日	《关于印发〈处方管理办法（试行）〉的通知》（卫医发〔2004〕269号）	卫生部；国家中医药管理局	药学专业技术人员应按操作规程调配处方药品：认真审核处方，准确调配药品，正确书写药袋或粘贴标签，包装；向患者交付处方药品时，应当对患者进行用药交代与指导。 具有药师以上药学专业技术职务任职资格的人员负责处方审核、评估、核对、发药以及安全用药指导。药士从事处方调配工作。经培训考核合格后，也可以承担相应的药品调剂工作。 药学专业技术人员应当对处方用药适宜性进行审核。包括下列内容：对规定必须做皮试的药物，处方医师是否注明过敏试验及结果的判定；处方中药与临床诊断的相符性；剂量、用法、用量；剂型与给药途径；是否有重复给药现象；是否有潜在临床意义的药物相互作用和配伍禁忌。 药学专业技术人员调剂处方时必须做到"四查十对"。查处方：对科别、姓名、年龄；查药品：对药名、规格、数量、标签；查配伍禁忌：对药品性状、用法用量；查用药合理性：对临床诊断。 发出的药品应注明患者姓名和药品名称、用法、用量。 发药时应按药品说明书或处方医嘱，向患者交代每种药品的用法、用量，注意事项等	处方审核、调配；用药指导

续表

时间	政策文件	发布机构	涉及内容	核心药学服务
2005年10月31日	《关于印发〈麻醉药品和精神药品经营管理办法（试行）〉的通知》（国食药监安〔2005〕527号）	国家食品药品监督管理局	零售第二类精神药品时，应当凭执业医师开具的处方，并经执业药师或其他依法经过资格认定的药学技术人员复核	零售第二类精神药品处方复核
2007年3月2日	《关于印发2007年"以病人为中心、以提高医疗服务质量为主题"的医院管理年活动方案》的通知》（卫医发〔2007〕84号）	卫生部；国家中医药管理局	执行《处方管理办法》，加强处方规范化管理，实行按药品通用名处方，开展处方点评工作，登记并通报不合理处方。严格执行《抗菌药物临床应用指导原则》，开展抗菌药物临床应用和细菌耐药监测，提高抗菌药物临床合理应用水平。培养临床药师，实施临床用药监控，加强药品不良反应与药害事故的监测与报告	临床用药监控、药品不良反应与药害事故的监测与报告

续表

时间	政策文件	发布机构	涉及内容	核心药学服务
2008年3月19日	《关于进一步加强抗菌药物临床应用管理的通知》（卫办医发〔2008〕48号）	卫生部办公厅	医疗机构药事管理委员会应切实履行指导本机构合理用药的工作职能，开展以合理用药为核心的临床药学工作，加强对医务人员的抗菌药物合理应用教育，培训和监督工作，按"非限制使用""限制使用"和"特殊使用"分级管理规定，建立健全抗菌药物分级管理制度，明确医师使用抗菌药物的处方权限，预防和纠正不合理应用抗菌药物的现象。根据当前抗菌药物临床应用的实际情况，决定将以下抗菌药物作为"特殊使用"的抗菌药物进行管理。医疗机构在使用时应严格掌握临床应用指征，经抗感染或有关专家会诊同意，由具有高级专业技术职务任职资格的医师开具处方	未指出具体的药学服务，强调了医疗机构指导本机构合理用药的工作职能
2008年4月1日	《关于加强肝素钠注射剂临床使用管理的通知》（卫办医发〔2008〕58号）	卫生部办公厅	各级各类医疗机构要加强对肝素钠注射剂临床使用的管理。要严格执行药品进货检查验收制度，保证药品来源可追溯。坚决杜绝不合格药品进入临床使用；临床药师要严格掌握肝素钠注射剂适应证，按照规定相关规范使用，确保用药安全	肝素钠注射剂用药指导

续表

时间	政策文件	发布机构	涉及内容	核心药学服务
2008年5月13日	《关于印发〈医院管理评价指南（2008版）〉的通知》（卫医发〔2008〕27号）	卫生部	药事质量管理与持续改进 （1）贯彻落实《中华人民共和国药品管理法》《医疗机构药事管理暂行规定》《处方管理办法》《抗菌药物临床应用指导原则》《麻醉药品临床应用指导原则》和《精神药品临床应用指导原则》等有关法律、法规和规范。 （2）药学部门布局、设施和工作流程合理、管理规范，能为患者提供安全、及时、有效的药学服务。 （3）建立药品供应与管理机制。 （4）建立"以病人为中心"的药学管理工作模式、开展以合理用药为核心的临床药学工作。制定、落实药事质量管理规范，考核办法并持续改进。 （5）建立临床药师制，开展临床药学工作。健全临床用药的监督、指导，开展药物安全性监测、药物不良反应事件的监测和报告，抗菌药物应用监测，协助做好细菌耐药监测。提供合理用药咨询服务，积极推广个体化给药方案。 （6）加强处方管理，落实处方点评制度，提高处方质量，保障合理用药。 （7）加强特殊药品的管理，包括毒性药品、麻醉药品、精神药品、放射药品的购置、使用与安全保管。 （8）不使用非药学专业技术人员从事药学技术工作，不生产、销售、使用无批号、过期、变质、失效药品，不使用未经批准的制剂。 （9）患者、医师与护理人员对药学部门服务满意	临床用药的监督、指导，药物安全性监测、药物不良反应事件的监测和报告，抗菌药物临床应用监测，细菌耐药监测；用药咨询，推广个体化给药方案；处方点评；特殊药品管理

续表

时间	政策文件	发布机构	涉及内容	核心药学服务
2008年8月22日	《关于印发〈中医医院管理评价指南(2008版)〉的通知》(国中医药发〔2008〕16号)	国家中医药管理局	药学部门要建立"以病人为中心"的药学管理工作模式,开展以合理用药为核心的临床药学工作。建立临床药师制,临床药师数量合理,负责临床药物遴选、处方审核以及参与查房、会诊等。药学专业技术人员负责合理用药的监督、指导、评价,开展药物安全性监测,特别是对用药失误、滥用药物的监测,指导医师开展药物不良反应监测和报告,为患者提供合理用药的咨询服务	临床药物遴选、处方审核;参与查房、会诊;合理用药的监督、指导、评价;药物安全性监测;药物不良反应监测和报告;合理用药咨询

续表

时间	政策文件	发布机构	涉及内容	核心药学服务
2008年12月4日	《关于印发〈2008年"以病人为中心"医疗安全百日专项检查活动方案〉的通知》(卫医政发〔2008〕64号)	卫生部	药剂科。药学部门布局、设施和工作流程合理、管理规范，能为患者提供安全、及时、有效的药学服务；建立突发事件药品供应与药事管理机制；建立"以病人为中心"的药学工作模式，开展临床药师制，开展临床药学工作；建立临床合理用药监测、评价制度，做好药事监督、指导与评价制度，开展药物安全性监测、药物不良反应与药害事件的监测和报告，抗菌药物临床应用监测，协助做好细菌耐药监测；提供合理用药咨询服务，积极推广个体化给药方案；加强处方管理，落实处方点评制度，提高处方质量，保障合理用药；加强特殊药品的管理，包括麻醉药品、精神药品、放射性药品的购置、使用与安全保管；不使用非药学专业技术人员从事药学技术工作，不使用无批号、过期、变质、失效药品，不生产、销售、使用未经批准的制剂	临床用药的监督、指导，药物安全性监测、药品不良反应与药害事件的监测和报告，抗菌药物临床应用监测、细菌耐药监测；用药咨询，推广个体化给药方案；处方点评；特殊药品管理

续表

时间	政策文件	发布机构	涉及内容	核心药学服务
2008年12月24日	《关于进一步加强中药注射剂生产和临床使用管理的通知》(卫医政发〔2008〕71号)	卫生部；国家食品药品监督管理局；国家中医药管理局	医疗机构要加强对中药注射剂临床使用的管理。要求医护人员按照《中药注射剂临床使用基本原则》，严格按照药品说明书使用，严格掌握功能主治和禁忌证；加强用药监测，医护人员使用中药注射剂前，应严格执行用药查对制度，发现异常，立即停止使用，并按规定报告；临床药师要加强中药注射剂临床使用的指导，确保用药安全	中药注射剂用药指导
2009年3月17日	《关于深化医药卫生体制改革的意见》	中共中央；国务院	规范药品临床使用，发挥执业药师指导合理用药与药品质量管理方面的作用	合理用药指导；药品质量管理

续表

时间	政策文件	发布机构	涉及内容	核心药学服务
2009年3月18日	《关于印发医药卫生体制改革近期重点实施方案(2009—2011年)的通知》(国发〔2009〕12号)	国务院	完善执业药师制度,零售药店必须按规定配备执业药师为患者提供购药咨询和指导	用药咨询与指导
2009年3月23日	《关于抗菌药物临床应用管理有关问题的通知》(卫办医政发〔2009〕38号)	卫生部办公厅	"特殊使用"抗菌药物须经由医疗机构药事管理委员会认定,具有抗感染临床经验的感染或相关专业专家会诊同意,由具有高级专业技术职务任职资格的医师开具处方后方可使用。医师在临床使用"特殊使用"抗菌药物时要严格掌握适应证,药师要严格审核处方。紧急情况下未经会诊同意或越级使用的,处方量不得超过1日用量,并做好相关病历记录	"特殊使用"抗菌药物的处方审核

续表

时间	政策文件	发布机构	涉及内容	核心药学服务
2009年6月26日	《关于加强克林霉素注射剂临床使用管理的通知》(卫办医政发〔2009〕107号)	卫生部办公厅	临床医师要严格按照克林霉素注射剂适应证和用法用量规范使用;药师要加强对临床使用克林霉素注射剂的用药审核和监测,确保用药安全	克林霉素注射剂的用药审核与用药监测
2009年8月18日	《关于印发〈关于建立国家基本药物制度的实施意见〉的通知》(卫药政发〔2009〕78号)	卫生部;国家发展和改革委员会;工业和信息化部;监察部;财政部;人力资源和社会保障部;商务部;国家食品药品监督管理局;国家中医药管理局	零售药店必须按规定配备执业药师或其他依法经资格认定的药学技术人员为患者提供药咨询指导,对处方的合法性与合理性进行审核,依据处方正确调配、销售药品	用药咨询与指导;处方审核;药品的用药咨询与处方调配、销售

续表

时间	政策文件	发布机构	涉及内容	核心药学服务
2009年9月22日	《关于印发加强基本药物质量监督管理规定的通知》（国食药监〔2009〕632号）	国家食品药品监督管理局	医疗机构和零售药店必须按照规定加强对基本药物进货、验收、储存、调配等环节的管理，保证基本药物质量。零售药店应当充分发挥执业药师等药学技术人员的作用，指导患者合理用药	用药指导

续表

时间	政策文件	发布机构	涉及内容	核心药学服务
2009年11月27日	《关于印发国家基本医疗保险、工伤保险和生育保险药品目录的通知》（人社部发〔2009〕159号）	人力资源和社会保障部	要采取措施鼓励医师按照先甲类后乙类、先口服制剂后注射制剂，先常释剂型（控）释剂型等原则选择药品，鼓励药师在调配药品时首先选择相同品种剂型中价格低廉的药品	选择更加经济的药品
2010年2月1日	《关于改进公立医院服务管理方便群众就医看病的若干意见》（卫医管发〔2010〕14号）	卫生部	落实临床药师制和处方点评制度，提高药物治疗水平，确保患者用药安全	处方点评

续表

时间	政策文件	发布机构	涉及内容	核心药学服务
2010年4月20日	《关于印发〈静脉用药集中调配质量管理规范〉的通知》（卫办医政发〔2010〕62号）	卫生部办公厅	医师应当按照《处方管理办法》有关规定开具静脉用药处方；药师应当按《处方管理办法》有关规定和《静脉用药调配操作规程》，审核用药医嘱所列静脉用药混合配伍的合理性、相容性和稳定性，对不合理用药应当与医师沟通，提出调整建议。对于用药错误或调整质量的处方或用药医嘱，药师有权拒绝调配，并做记录与签名。 原则，参与临床静脉用药治疗，宣传合理用药，为护理人员和患者提供相关药物信息与咨询服务。如在医师使用时有特殊注意事项，药师应当向护士作书面说明。 负责处方或用药医嘱审核的药师逐一审核患者静脉输液，主要包括以下内容： （一）形式审查：处方或用药医嘱内容应当符合《处方管理办法》《病例书写基本规范》的有关规定，书写正确、完整、清晰，无遗漏信息。 （二）分析选药品种、规格、给药途径、用法、用量的正确性，分析药物的相容性。 （三）确认药品适宜性，防止重复给药。 （四）确认静脉药物皮试结果与核对药品配伍的适宜性。 （五）确认选用溶媒的适宜性。 （六）确认静脉用药与包装材料的适宜性。 （七）确认药物信息。 （八）对处方用药医嘱存在错误的，应当及时与处方医师沟通，请其调整并签名确认。因病情需要的超剂量等特殊用药，医师应当再次签名确认。对用药错误或者不能保证调配成品质量的处方或用药医嘱进一步核实的内容，请其调整或重新开具处方。对用药有任何疑点或者特殊或者不良反应的内	静脉用药的处方审核；静脉与临床用药治疗；宣传合理用药，为医护人员和患者提供相关药物信息与咨询

续表

时间	政策文件	发布机构	涉及内容	核心药学服务
2010年12月30日	《关于印发〈电子病历系统功能规范（试行）〉的通知》(卫医政发〔2010〕114号)	卫生部	合理用药监控功能包含如下功能要求：必需的功能：提供药师在药品调配时对患者处方或医嘱进行合理用药自动和人工审查功能，将发现的问题进行记录并反馈给责任医师	处方审核
2011年8月18日	《关于加强孕产妇及儿童临床用药管理的通知》(卫办医政发〔2011〕112号)	卫生部办公厅	医师和药师要做好对孕产妇及儿童患者的用药指导，告知患者及其家属药物治疗方案、可能出现的用药前不良反应、预后情况等，尊重患者的知情权和选择权。要严密观察住院孕产妇及儿童患者用药过程中药物疗效和不良反应。对出现的药物不良反应要及时妥善处理	孕产妇及儿童的用药指导；观察并处理药品不良反应

67

续表

时间	政策文件	发布机构	涉及内容	核心药学服务
2012年1月20日	《关于印发国家药品安全"十二五"规划的通知》(国发〔2012〕5号)	国务院	新开办零售药店均配备执业药师。2015年零售药店和医院药房全部实现营业时有执业药师指导合理用药。严格药品使用环节的质量管理制度，加强医疗机构和零售药店药品质量管理，发挥执业药师的用药指导作用，规范医生处方行为，切实减少不合理用药。加强在用医疗器械监管工作，完善在用医疗器械监管理制度。开展药品安全宣传教育活动，普及药品安全常识，提高公众安全用药意识，促进合理用药。完善执业药师制度。配合深化医药卫生体制改革，制订实施执业药师业务规范，严格执业药师准入，提高执业药师整体素质，推动执业药师继续教育工作，加大执业药师配备使用力度。自2012年开始，新开办的零售药店法人或主要管理者必须具备执业药师资格；到"十二五"末，所有零售药店和医院药房营业时有执业药师指导合理用药，所有零售药店法人或主要管理者营业时有执业药师指导合理用药，逾期达不到要求的，取消销售药资格	合理用药指导；药品相关知识的宣传教育

续表

时间	政策文件	发布机构	涉及内容	核心药学服务
2012年3月5日	《关于继续深入开展全国抗菌药物临床应用专项整治活动的通知》（卫办医政发〔2012〕32号）	卫生部办公厅	建立完善抗菌药物临床应用技术支撑体系。二级以上医院设置感染性疾病科，可根据需要设置临床微生物室，配备感染专业医师、微生物检验技术人员和临床药师，并在抗菌药物临床应用中发挥重要作用，为医师提供抗菌药物临床应用相关专业培训，对临床科室抗菌药物临床应用进行技术指导，参与抗菌药物管理工作。落实抗菌药物处方点评制度。医疗机构组织感染、药学等相关专业技术人员对抗菌药物处方、医嘱进行点评，每个月组织实施专项点评。充分运用信息化手段，每名医师抽查处方不少于50份处方、医嘱，重点抽查感染科、外科、呼吸科、重症医学临床科室以及I类切口手术和介入诊疗病例。充分利用信息化手段加强抗菌药物临床应用管理。医疗机构要加大信息化建设力度，积极运用信息化手段促进抗菌药物临床应用合理。包括利用电子处方（医嘱）系统实现医师处方权限和抗菌药物处方调剂资格管理，控制抗菌药物使用的品种、时机和疗程等；开发利用电子处方点评系统加大抗菌药物处方点评工作力度；扩大处方点评范围和点评数量；开发相应统计功能软件实现抗菌药物临床应用动态监测、评估和预警	抗菌药物临床应用管理

续表

时间	政策文件	发布机构	涉及内容	核心药学服务
2012年3月14日	《关于印发"十二五"期间深化医药卫生体制改革规划暨实施方案的通知》（国发〔2012〕11号）	国务院	完善执业药师制度，加大执业药师配备使用力度，到"十二五"期末，所有零售药店法人或主要管理者必须具备执业药师资格，所有零售药店和医院药房营业时有执业药师指导合理用药	合理用药指导
2012年4月24日	《抗菌药物临床应用管理办法》（卫生部令第84号）	卫生部	临床药师负责对本机构抗菌药物临床应用提供技术支持，指导患者合理使用抗菌药物，参与抗菌药物临床应用管理工作	抗菌药物临床应用管理、抗菌药物合理使用指导

续表

时间	政策文件	发布机构	涉及内容	核心药学服务
2012年10月8日	《关于印发卫生事业发展"十二五"规划的通知》(国发〔2012〕57号)	国务院	推动执业药师队伍发展,加大执业药师配备使用力度,到2015年,所有零售药店和医院药房营业时有执业药师指导合理用药。加强医疗机构药事管理,基本建立临床药师制度,促进以抗菌药物为重点的临床合理用药	合理用药指导
2013年9月22日	《关于加强合理用药健康教育工作的通知》(国卫宣传函〔2013〕288号)	国家卫生计生委办公厅;国家食品药品监管总局办公厅;中国科协办公厅	要将药店作为居民合理用药健康教育工作的重要场所,落实药店宣传和指导居民合理用药的责任,严格规范导购行为,充分发挥药师在购药过程中的宣传教育作用,为居民提供个体化的合理用药指导。在药店的醒目位置张贴宣传海报,发放合理用药宣传材料	合理用药宣传和指导

续表

时间	政策文件	发布机构	涉及内容	核心药学服务
2014年5月21日	《关于保障儿童用药的若干意见》（国卫药政发〔2014〕29号）	国家卫生计生委；国家发展改革委；工业和信息化部；人力资源社会保障部；国家食品药品监管总局；国家中医药局	规范处方行为，引导合理使用。各级各类医疗机构要参照国家处方集、基本药物临床应用指南和处方集处方行为，推进药品使用管理信息化，提高科学诊疗和合理用药水平。发挥药师作用，加强抗生素等重点药品应用管理和评价，建立用药处方、医嘱点评制度，将点评结果作为医师定期考核和绩效管理依据，确保儿童用药合理使用	重点药品应用管理和评价；处方点评
2015年2月9日	《关于完善公立医院药品集中采购工作的指导意见》（国办发〔2015〕7号）	国务院办公厅	加强医务人员合理用药培训和考核，发挥药师的用药指导作用，规范医生处方行为，切实减少不合理用药，处方点评和医师药师约谈制度，重点跟踪监控辅助用药，医院超常使用的药品。建立健全以基本药物为重点的临床用药综合评价体系，推进药品剂型、规格、包装标准化	用药指导；处方点评；用药监控

续表

时间	政策文件	发布机构	涉及内容	核心药学服务
2015年6月11日	《关于落实完善公立医院药品集中采购工作指导意见的通知》(国卫药政发〔2015〕70号)	国家卫生计生委	各省(区、市)药品管理部门要落实责任,继续推动公立医院优先配备使用基本药物,并达到一定使用比例。建立医院处方点评和医师约谈制度,重点跟踪辅助用药、医院超常使用的药品,明确医师处方权限,处方涉及贵重药品时,应主动与患者沟通。规范用药量,努力减轻急性、长期用药患者药品费用负担。全面提升药师的业务素质,充分发挥药师的用药指导作用,积极探索药店药师网上药事服务	处方点评;辅助用药重点监控;用药指导
2015年7月24日	《关于进一步加强抗菌药物临床应用管理工作的通知》(国卫办医发〔2015〕42号)	国家卫生计生委办公厅;国家中医药管理局办公室	要加强药学部门建设和药师的培养,不断提高药师处方审核与干预能力,处方点评与超常预警能力,以及参与感染性疾病药物治疗和临床用药技术支持的能力。要积极组织开展有关科普宣教工作,提高群众对抗菌药物的认识,营造抗菌药物合理应用氛围,树立正确的用药观念。有条件的基层医疗机构参与体系建设。各级卫生计行政部门结合实际加强抗菌药物应用管理相关培训、宣教工作,医疗机构应当组织相关人员积极参加	处方审核、处方点评与超常预警;参与感染性疾病药物治疗和临床用药技术支持;用药知识宣传

续表

时间	政策文件	发布机构	涉及内容	核心药学服务
2015年8月24日	《关于进一步加强医疗机构儿童用药配备使用工作的通知》（国卫办药政函〔2015〕719号）	国家卫生计生委办公厅	各医疗机构要参照国家处方集、基本药物临床应用指南和合理用药行为，规范处方行为，提高合理用药水平。要充分发挥药师作用，加强抗生素等重点药品应用管理和评价，建立用药处方、医嘱点评制度，将点评结果作为医师定期考核和绩效管理依据，确保儿童安全、规范、合理用药	重点药品应用管理和评价；处方点评
2015年10月20日	《关于进一步加强中药饮片处方质量管理强化合理使用的通知》（国中医药医政发〔2015〕29号）	国家中医药管理局	开具中药饮片处方应以中医理论为指导，遵循辨证论治和方剂配伍原则。中药饮片处方要符合《中华人民共和国药典》和各地区有关中药饮片炮制规范《处方管理办法》和《中药处方格式及书写规范》进行开具和书写。二级以上医院中药饮片处方应由主管中药师以上专业技术人员负责处方审核、核对、发药以及安全用药指导；其他医疗机构应由中药师以上专业技术人员负责。有条件的地区应积极开展中药饮片的临床药学研究，加强对中药饮片处方及使用的审核和评估。各省级中医药管理部门可结合本地区用药习惯和专业特点等实际情况，根据中药材价格波动等情况探索规范中药饮片处方每剂味数的合理区间；并建立动态调整机制	中药饮片的处方审核、核对、发药

续表

时间	政策文件	发布机构	涉及内容	核心药学服务
2016年9月25日	《医疗质量管理办法》	国家卫生计生委	医疗机构应当加强药学部门建设和药事质量管理，提升临床药学服务能力，推行临床药师处方审核、处方点评、药学监护等合理用药管理方面的作用。临床诊断、预防和治疗疾病用药应当遵循安全、有效、经济的合理用药原则，尊重患者对药品使用的知情权	处方审核、处方点评、药学监护
2016年11月29日	《关于提高二级以上综合医院细菌真菌感染诊疗能力的通知》（国卫办医函〔2016〕1281号）	国家卫生计生委办公厅	药学部门要加快服务模式转变，从"以保障药品供应为中心"转变为"以提供药学专业技术服务、参与临床用药为中心"，参与感染病治疗，为临床用药提供技术支持	参与感染病治疗

续表

时间	政策文件	发布机构	涉及内容	核心药学服务
2016年12月27日	《关于印发"十三五"深化医药卫生体制改革规划的通知》(国发〔2016〕78号)	国务院	调整市场格局,使零售药店逐步成为向患者售药和提供药学服务的重要渠道	未指出具体的药学服务,强调了零售药店在提供药学服务方面的重要性
2017年1月24日	《关于进一步改革完善药品生产流通使用政策的若干意见》(国办发〔2017〕13号)	国务院办公厅	推进"互联网+药品流通"。以满足群众安全便捷用药需求为中心,积极发挥"互联网+药品流通"在减少交易成本、提高流通效率,促进信息公开,打破垄断等方面的优势和作用。引导"互联网+药品流通"规范发展,支持药品流通企业与互联网企业加强合作,推进线上线下融合发展,培育新兴业态。规范零售药店互联网零售服务,推广"网订店取""网订店送"等新型配送方式。鼓励有条件的地区依托现有信息系统,开展药师网上处方审核、合理用药指导等药事服务。食品药品监管、商务等部门要建立完善互联网药品交易等政策。积极发挥药师作用。各地在推进医疗服务价格改革时,对药师开展用药方面的处方审核与调剂、临床用药指导服务合理补偿,探索药店改做好与医保等政策的衔接。加强零售药店药师培训,提升药学服务能力和水平。加快药师法立法进程,探索药师多点执业。合理规划配置药学人才资源,强化执业药师队伍管理,加强药师队伍建设	网上处方审核、合理用药指导;处方审核与调剂、临床用药指导

续表

时间	政策文件	发布机构	涉及内容	核心药学服务
2017年2月14日	《关于印发"十三五"国家食品安全规划和"十三五"国家药品安全规划的通知》（国发〔2017〕12号）	国务院	执业药师服务水平显著提高。每万人口执业药师数超过4人，所有零售药店主要管理者具备管理执业药师资格，营业时有执业药师指导合理用药	合理用药指导
2017年2月16日	《关于印发2017年深入落实进一步改善医疗服务行动计划重点工作方案的通知》（国卫办医函〔2017〕139号）	国家卫生计生委办公厅；国家中医药管理局办公室	药事管理保障安全。加强药事管理，以加强抗菌药物管理为切入点，落实抗菌药物临床使用、数据监测、综合评价等各个方面对抗菌药物的临床使用。加强药师队伍建设，组织开展相应培训，继续教育项目；重点加大对基层药师培训力度，提高药学服务水平；推广多学科诊疗方式，加快药学服务模式转变，加强合理用药指导，提高患者治疗依从性。加大合理用药宣传力度，提高患者对合理用药的重视程度；积极探索利用微信、微博等新兴媒体查询药品合理使用的方式方法，并在医疗机构人流密集的地点如取药窗口、门诊大厅等区域设置各种类型多媒体设备，使用通俗易懂的语言加强合理用药宣传	加强抗菌药物的临床使用、数据监测、综合评价；合理用药指导；合理用药宣传

续表

时间	政策文件	发布机构	涉及内容	核心药学服务
2017年12月22日	《关于做好2018年元旦春节期间医疗卫生服务保障工作的通知》（国卫发明电〔2017〕65号）	国家卫生计生委办公厅；国家中医药局办公室	加强药事管理，转变药学服务模式，对不合理用药进行重点干预和跟踪管理	不合理用药的干预和跟踪管理

（三）药学服务政策清单时间变迁

由图 3-2 可知,我国药学服务相关政策主要集中于 2007 年以后。

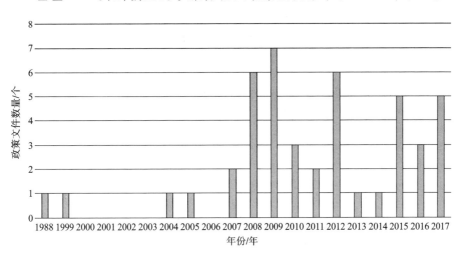

图 3-2　药学服务政策清单时间变迁

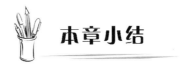 本章小结

国家层面,家庭医生签约药学服务相关政策较少,因此本章主要从家庭医生签约服务与药学服务两个方面对政策进行梳理与分析。家庭医生签约服务与药学服务政策主要有两类,一类为与家庭医生签约服务或药学服务密切相关的政策文件,另一类为部分内容涉及家庭医生签约服务或药学服务的政策文件。药学服务相关政策发布较早,在 2007 年以后,药学服务相关政策发布较为集中;而家庭医生签约服务相关政策发布相对较晚,在 2015 年以后,家庭医生签约服务相关政策

出台较多,2017 年是家庭医生签约服务政策大力推进的一年。

在家庭医生签约服务提出之初,政策文件中的内容较为简单,主要以探索家庭医生签约服务为主。2016 年 5 月 25 日,7 部委联合发布的《关于印发推进家庭医生签约服务指导意见的通知》(国医改办发〔2016〕1 号),对家庭医生签约服务总体要求、签约服务主体、签约服务内涵、签约服务收付费机制、签约服务激励机制、签约服务绩效考核等方面都提出了明确要求。至此,各项政策文件都将家庭医生签约服务作为一项重要的医改举措。

大部分药学服务相关政策中,涉及药师提供的药学服务相对较为简单,以处方审核、合理用药指导等药学服务为主。各政策文件中涉及的药学服务归纳起来主要包括药品采购、验收、保管、供应;处方调剂与审核;参与药物治疗方案设计、实施与监护;参与查房和会诊;合理用药教育与用药指导;提供用药信息及用药咨询;用药知识宣传;用药监测、评价与超常预警,药品不良反应、用药错误和药品损害事件监测报告,抗菌药物临床应用监测、细菌耐药监测;药品质量管理,特殊药品管理,重点药品应用管理和评价;选择更加经济的药品;处方点评;落实相关制度规范等。

第四章

家庭医生签约服务与药学服务研究可视化分析

由于国内家庭医生签约药学服务相关研究较少,本章分别以家庭医生签约服务和药学服务为主题进行文献可视化分析,展示我国家庭医生签约服务与药学服务研究热点、研究主题演化等,将为家庭医生签约药学服务清单的设计及家庭医生签约药学服务的开展和普及策略的制定提供依据。

以中国知网(CNKI)为检索平台,数据来源包括学术期刊数据库、博硕士学位论文数据库及会议论文数据库,于2018年2月12日以"家庭医生签约服务""家庭医生式服务""家庭医生制服务""家庭医生责任制服务""家庭医生服务"为主题进行检索,检索2008年至2017年之间的文献,共检索出相关文献1203篇;删去期刊数据库中的简讯、消息等期刊编辑部发布的非学术性文献,最后纳入文献1018篇。以"药学服务"为主题进行检索,检索2008年至2017年之间的文献,共检索出相关文献7320篇;删去期刊数据库中的通知、说明、约稿等期刊编辑部发布的非学术性文献,删去会议论文数据库中的与会须知、考试试题、日程安排等,最后纳入文献6526篇。采用CiteSpace软件进行文献可视化分析,展示我国家庭医生签约服务与药学服务主要研究者、研究机构、研究热点及研究主题演化。

一、家庭医生签约服务研究 CiteSpace 分析

(一)家庭医生签约服务研究发展趋势分析

2008—2017年,我国家庭医生签约服务研究10年发文量共1018篇,其中期刊文献913篇,博硕士论文91篇,会议文献14篇。由图4-1可知,2008—2017年发文量逐年增长,表明该期间家庭医生签约服务主题的研究热度在不断上升和受重视程度在不断提高。

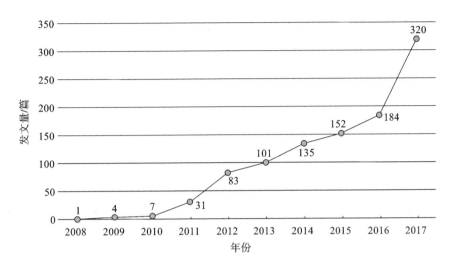

图 4-1 2008—2017 年家庭医生签约服务研究发文量统计

（二）家庭医生签约服务研究关键词分析

1. 家庭医生签约服务研究热点

关键词是对文献研究内容的高度总结和概括,对研究领域内文献关键词的共现分析,可以发现该领域的研究热点和方向。

家庭医生签约服务研究的高频关键词见表 4-1。由此可见,家庭医生签约服务的研究热点包括家庭医生制度,服务模式,服务提供者(家庭医生、全科医生),围绕的病种(慢性病、高血压、糖尿病),提供的服务(健康管理、社区卫生服务),分级诊疗等方面。

表 4-1 家庭医生签约服务研究高频关键词

排序	关键词	频数	中心性	排序	关键词	频数	中心性
1	家庭医生	405	0.35	4	家庭医生式服务	118	0.11
2	社区卫生服务	183	0.83	5	家庭医生制度	76	0.39
3	签约服务	146	0.08	6	分级诊疗	62	0.02

续表

排序	关键词	频数	中心性	排序	关键词	频数	中心性
7	健康管理	57	0.09	14	慢性病	31	0.09
8	家庭医生制服务	45	0.11	15	社区卫生	30	0.13
9	高血压	44	0.09	16	家庭医生责任制	28	0.37
10	糖尿病	43	0.59	17	家庭医生服务	24	0.06
11	全科医生	39	0.06	18	社区卫生服务机构	23	0.41
12	服务模式	39	0.08	19	家庭医生签约服务	22	0
13	家庭医生制	38	0.02	20	医疗卫生机构	20	0.06

家庭医生签约服务研究关键词网络见图 4-2。

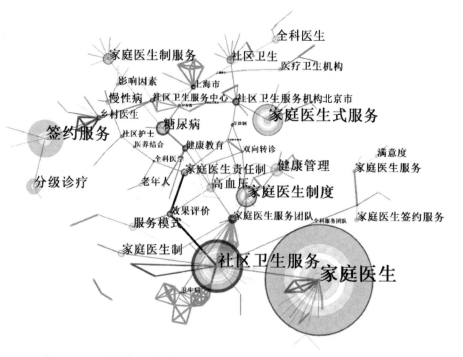

图 4-2　家庭医生签约服务研究关键词网络

2. 家庭医生签约服务研究主题演化

CiteSpace 中提供突变词检测功能,突变词是指一个变量的值在短期内发生很大变化。在 CiteSpace 中,从题目、摘要中提取出现频率突然增加的专业术语,用来标注共引网络,作为对正在兴起的理论趋势和新主题涌现的探测。

由表 4-2 可知,该主题在 2008、2009 年无突变词,从 2010 年才开始出现突变词"社区卫生服务机构",在 2016—2017 年无突变词。家庭医生签约服务相关研究相对较少,整个领域还较新,主要对家庭医生服务制度、服务模式等有一些研究。

表 4-2　7 个突变词的突变情形

编号	关键词	强度	开始突变年份	结束突变年份	2008—2017 年突变情况
1	社区卫生服务机构	7.2653	2010	2013	
2	社区卫生	3.0122	2011	2013	
3	卫生局	3.3092	2011	2012	
4	北京市	6.3599	2011	2012	
5	家庭医生制服务	3.7761	2012	2013	
6	服务模式	4.8075	2012	2015	
7	社区医院	2.7341	2013	2014	

(三)家庭医生签约服务研究机构分析

家庭医生签约服务研究发文量前 10 名的机构见表 4-3。其中发文量最多的机构为上海交通大学公共卫生学院、首都医科大学全科医学与继续教育学院、复旦大学社会发展与公共政策学院,发文量均为 14 篇;其次为复旦大学公共卫生学院、上海市浦东新区潍坊社区卫生服务中心,发文量为 10 篇。发文量前 10 名的机构主要集中于上海市、北京市这两个地区。

表 4-3 家庭医生签约服务研究发文量前 10 名的机构

排名	机构	发文量/篇
1	上海交通大学公共卫生学院	14
2	首都医科大学全科医学与继续教育学院	14
3	复旦大学社会发展与公共政策学院	14
4	复旦大学公共卫生学院	10
5	上海市浦东新区潍坊社区卫生服务中心	10
6	北京市社区卫生服务管理中心	9
7	北京市丰台区方庄社区卫生服务中心	8
8	上海市闸北区社区卫生服务管理中心	8
9	上海市闵行区龙柏社区卫生服务中心	7
10	上海市浦东卫生发展研究院	7

对机构之间的合作(图 4-3)进行分析,家庭医生签约服务研究形成了以上海交通大学公共卫生学院、复旦大学社会发展与公共政策学院、复旦大学公共卫生学院等机构为核心的合作网络,不同地区研究机构合作群之间的联系相对较少,同一地区(如上海市、北京市)研究机构合作群之间的联系相对紧密些。

(四)家庭医生签约服务研究作者分析

家庭医生签约服务研究发文量前 10 名的作者见表 4-4。其中发文量最多的作者为鲍勇,其次为江萍,接着为张向东、吴浩。

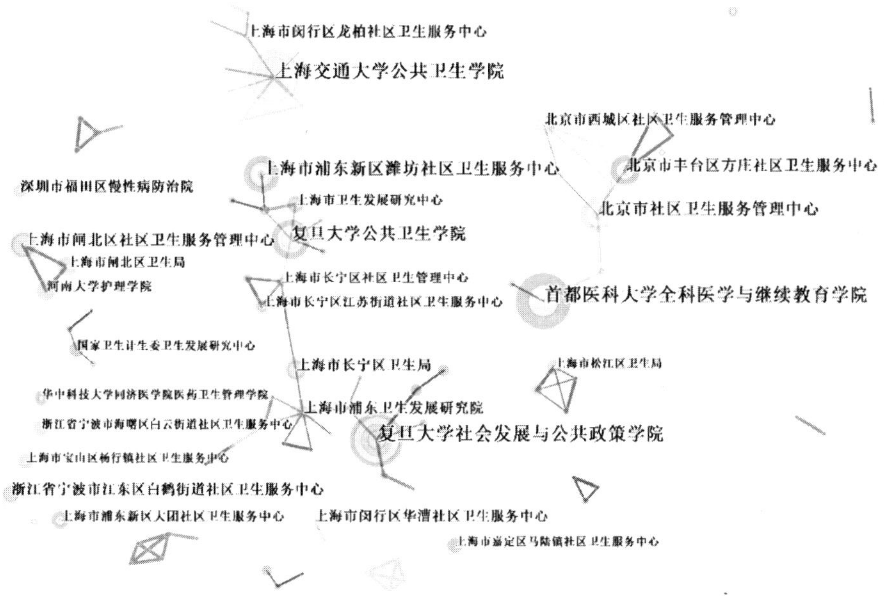

图 4-3　家庭医生签约服务研究机构合作网络

注：河南大学护理学院现更名为河南大学护理与健康学院；上海市长宁区卫生局现更名为
上海长宁·卫生健康委员会；上海市松江区卫生局现更名为上海市松江区卫生健康委；国
家卫生计生委卫生发展研究中心现更名为国家卫生健康委卫生发展研究中心。

表 4-4　家庭医生签约服务研究发文量前 10 名的作者

排名	作者	发文量/篇
1	鲍勇	21
2	江萍	13
3	张向东	9
4	吴浩	9
5	赵京	8
6	徐蕾	8

续表

排名	作者	发文量/篇
7	贾鸿雁	7
8	曹海涛	7
9	贺小林	7
10	张安	7

对研究作者之间的合作网络(图 4-4)进行分析,家庭医生签约服务研究形成了以江萍、赵京、贾鸿雁等学者为核心的合作网络,不同研究作者合作群之间的联系相对较少。

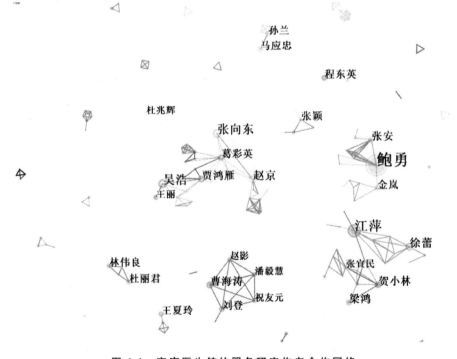

图 4-4　家庭医生签约服务研究作者合作网络

二、药学服务研究 CiteSpace 分析

（一）药学服务研究发展趋势分析

2008—2017 年，我国药学服务研究 10 年发文量为 6526 篇，其中期刊文献 5734 篇，博硕士论文 124 篇，会议文献 668 篇。由图 4-5 可知，2008—2017 年发文量先增加后减少。

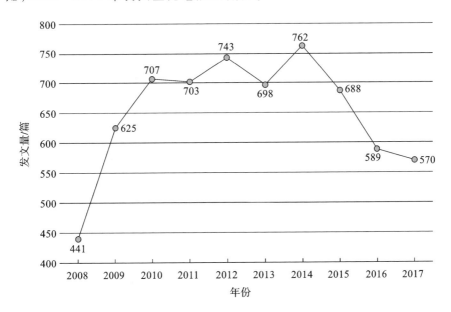

图 4-5　2008—2017 年药学服务研究发文量统计

（二）药学服务研究关键词分析

1. 药学服务研究热点

药学服务研究的高频关键词见表 4-5。药学服务的研究集中于临床药学服务和执业药师提供的药学服务，门诊与基层的药学服务，围绕糖尿病、高血压的药学服务，用药咨询、药学监护为主的药学服务，以及

药学服务与合理用药、依从性、不良反应等方面。

表 4-5　药学服务研究高频关键词

排序	关键词	频数	中心性	排序	关键词	频数	中心性
1	药学服务	3631	0.46	11	基层医院	124	0.45
2	临床药师	1124	0.42	12	药学监护	119	0.14
3	合理用药	714	0.03	13	依从性	102	0.19
4	临床药学	538	0.15	14	糖尿病	91	0.11
5	门诊药房	372	0.12	15	用药依从性	85	0.06
6	医院药学	281	0.08	16	药物学	82	0.37
7	药物咨询	236	0.03	17	药事管理	81	0.08
8	执业药师	155	0.59	18	不良反应	81	0.27
9	临床药学服务	145	0.11	19	医院药房	77	0.08
10	用药咨询	132	0.47	20	药房管理	67	0.17

药学服务研究关键词网络见图 4-6。

2. 药学服务研究主题演化

由表 4-6 可知,该主题 2008—2017 年每年都有突变词,每个突变词的时间跨度长短不一。其中,药学专业、慢性阻塞性肺疾病、服务模式、个体化、中药临床药学、用药依从性、抗菌药物、品管圈、药学服务模式、中药师、慢性病、糖尿病、全程化药学服务、慢病管理、药学管理、调查分析这些突变词一直持续到了 2017 年。结合药学服务相关突变词的变化,我们可以发现,在这 10 年间,药学服务相关研究从信息提供、用药指导、处方点评等药学服务逐步演化为关注慢性病(如慢性阻塞性肺疾病、糖尿病)的药学服务,个体化、全程化的药学服务,抗菌药物、中药方面的药学服务。

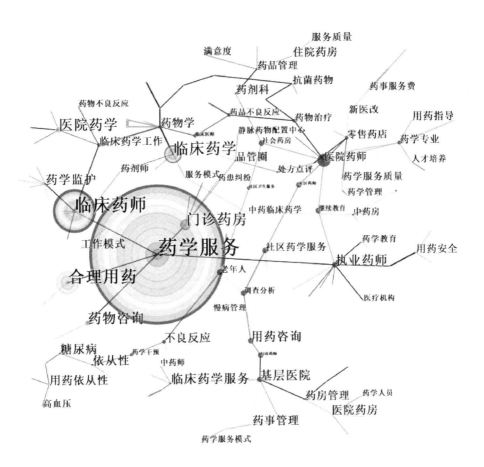

图 4-6　药学服务研究关键词网络

表 4-6　43 个突变词的突变情形

编号	关键词	强度	开始 突变 年份	结束 突变 年份	2008—2017 年 突变情况
1	药剂师	6.7436	2008	2009	▬▬ ▬▬▬▬▬▬▬▬▬▬▬
2	医院药师	4.1149	2008	2009	▬▬ ▬▬▬▬▬▬▬▬▬▬▬

续表

编号	关键词	强度	开始突变年份	结束突变年份	2008—2017 年突变情况
3	安全用药	3.6334	2008	2009	
4	临床药学工作	6.8169	2008	2010	
5	药剂人员	6.2330	2008	2009	
6	药学信息服务	4.4989	2008	2010	
7	临床药师制	2.8614	2008	2010	
8	静脉药物配置中心	8.1540	2009	2011	
9	社会药房	4.8123	2009	2011	
10	用药指导	7.7246	2009	2010	
11	药物治疗	6.1532	2009	2010	
12	药物不良反应	3.6110	2009	2011	
13	必要性	4.4319	2009	2010	
14	呼吸内科	5.2088	2010	2011	
15	药事服务费	10.5182	2010	2012	
16	药患纠纷	5.5058	2011	2012	
17	临床实践	4.2482	2011	2012	
18	处方点评	6.0191	2011	2014	
19	药学信息	4.7209	2011	2012	
20	药学教育	2.5327	2011	2012	
21	服务质量	3.4064	2012	2013	
22	药学专业	4.3384	2012	2017	

续表

编号	关键词	强度	开始突变年份	结束突变年份	2008—2017年突变情况
23	中药房	6.2016	2012	2015	▬▬▬▬▬▬▬▬▬▬
24	高血压	4.6699	2012	2014	▬▬▬▬▬▬▬▬▬▬
25	药品不良反应	3.2047	2013	2014	▬▬▬▬▬▬▬▬▬▬
26	满意度	5.4122	2013	2015	▬▬▬▬▬▬▬▬▬▬
27	慢性阻塞性肺疾病	5.4551	2014	2017	▬▬▬▬▬▬▬▬▬▬
28	依从性	2.7256	2014	2015	▬▬▬▬▬▬▬▬▬▬
29	服务模式	6.1907	2014	2017	▬▬▬▬▬▬▬▬▬▬
30	个体化	2.7527	2014	2017	▬▬▬▬▬▬▬▬▬▬
31	中药临床药学	7.0479	2014	2017	▬▬▬▬▬▬▬▬▬▬
32	用药依从性	8.7267	2014	2017	▬▬▬▬▬▬▬▬▬▬
33	老年人	4.0052	2014	2015	▬▬▬▬▬▬▬▬▬▬
34	抗菌药物	4.1352	2014	2017	▬▬▬▬▬▬▬▬▬▬
35	品管圈	11.1389	2015	2017	▬▬▬▬▬▬▬▬▬▬
36	药学服务模式	3.4843	2015	2017	▬▬▬▬▬▬▬▬▬▬
37	中药师	3.1561	2015	2017	▬▬▬▬▬▬▬▬▬▬
38	慢性病	4.5460	2015	2017	▬▬▬▬▬▬▬▬▬▬
39	糖尿病	6.5032	2015	2017	▬▬▬▬▬▬▬▬▬▬
40	全程化药学服务	6.7520	2015	2017	▬▬▬▬▬▬▬▬▬▬
41	慢病管理	8.4446	2015	2017	▬▬▬▬▬▬▬▬▬▬
42	药学管理	10.5631	2015	2017	▬▬▬▬▬▬▬▬▬▬
43	调查分析	3.2783	2015	2017	▬▬▬▬▬▬▬▬▬▬

（三）药学服务研究机构分析

药学服务研究发文量前 10 名的机构见表 4-7。其中发文量最多的机构为首都医科大学宣武医院药剂科、中国药科大学国际医药商学院，发文量均为 32 篇；其次为北京大学药学院药事管理与临床药学系、第二军医大学长海医院（也称长海医院）药学部，发文量均为 21 篇。发文量前 10 名的机构主要集中于大医院的药剂科（或药学部）以及大学。

表 4-7　药学服务研究发文量前 10 名的机构

排名	机构	发文量/篇
1	首都医科大学宣武医院药剂科	32
2	中国药科大学国际医药商学院	32
3	北京大学药学院药事管理与临床药学系	21
4	第二军医大学长海医院药学部	21
5	沈阳药科大学工商管理学院	16
6	上海交通大学医学院附属瑞金医院药剂科	16
7	解放军总医院药品保障中心	15
8	首都医科大学附属北京天坛医院药剂科	15
9	四川大学华西药学院	13
10	北京大学第一医院药剂科	13

对机构之间的合作（图 4-7）进行分析，药学服务研究形成了以首都医科大学宣武医院药剂科、中国药科大学国际医药商学院、北京大学药学院药事管理与临床药学系、第二军医大学长海医院药学部等机构为核心的合作网络，不同研究机构合作群之间的联系相对较少。

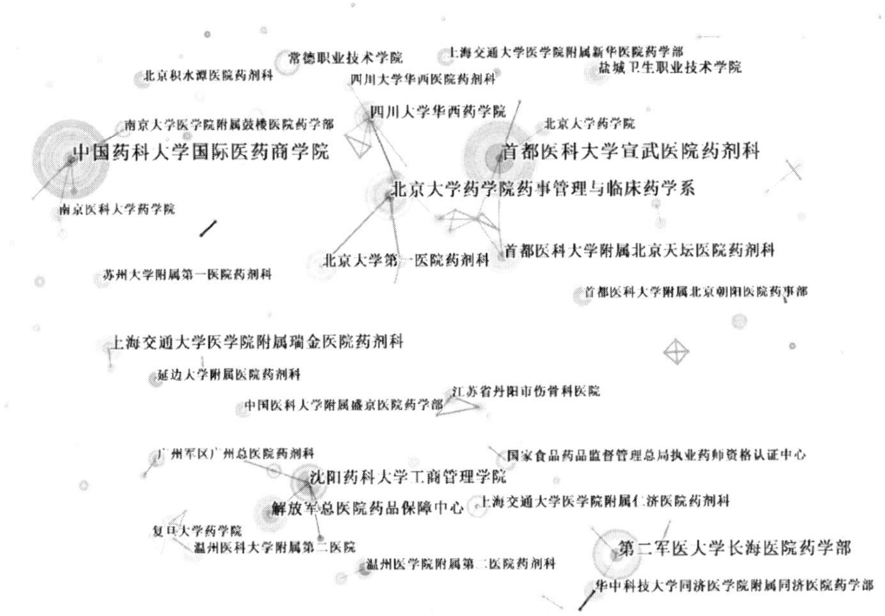

图 4-7　药学服务研究机构合作网络

注:盐城卫生职业技术学院现更名为江苏医药职业学院;广州军区广州总医院现更名为中国人民解放军南部战区总医院;温州医学院附属第二医院药剂科现更名为温州医科大学附属医院药学部;第二军医大学长海医院药学部也称为长海医院药学部;国家食品药品监督管理总局执业药师资格认证中心现更名为国家药品监督管理局执业药师资格认证中心;另有一部分医院药剂科现为药学部。

(四)药学服务研究作者分析

药学服务研究发文量前 10 名的作者见表 4-8。其中发文量最多的作者为郭代红,其次为鲍仕慧、赵志刚。

对研究作者之间的合作网络(图 4-8)进行分析,药学服务研究形成了以郭代红、鲍仕慧、赵志刚、周颖等学者为核心的合作网络,不同研究作者合作群之间的联系相对较少。

表 4-8　药学服务研究发文量前 10 名的作者

排名	作者	发文量/篇
1	郭代红	23
2	鲍仕慧	16
3	赵志刚	16
4	周颖	15
5	史录文	14
6	王育琴	14
7	崔一民	13
8	刘皈阳	12
9	甄健存	10
10	方洁	10

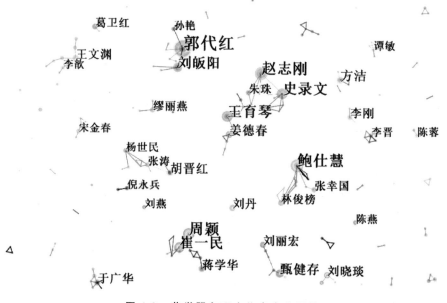

图 4-8　药学服务研究作者合作网络

本章小结

研究发展趋势方面,家庭医生签约服务研究 2008—2017 年 10 年间的发文量逐年增加,而药学服务研究的发文量先增加后减少;同时药学服务研究 2008—2017 年 10 年间的总发文量多于家庭医生签约服务研究。

研究热点方面,家庭医生签约服务研究热点包括家庭医生制度,服务模式,家庭医生或全科医生为主的服务提供者,慢性病,提供的服务(健康管理)等方面。药学服务的研究集中于临床药学服务和执业药师提供的药学服务,门诊与基层的药学服务,围绕糖尿病、高血压的药学服务,用药咨询、药学监护为主的药学服务,以及药学服务与合理用药、依从性、不良反应等方面。

研究主题演化方面,家庭医生签约服务相关研究较少,整个领域较新,主要对家庭医生服务制度、服务模式等进行了研究。药学服务相关研究从信息提供、用药指导、处方点评等药学服务逐步演化为关注慢性病的药学服务,个体化、全程化的药学服务,抗菌药物、中药方面的药学服务。

研究机构方面,家庭医生签约服务研究发文量较多的机构为上海交通大学公共卫生学院、首都医科大学全科医学与继续教育学院、复旦大学社会发展与公共政策学院等,集中于上海市、北京市这两个地区;药学服务研究发文量较多的机构为首都医科大学宣武医院药剂科、中国药科大学国际医药商学院、北京大学药学院药事管理与临床药学系、第二军医大学长海医院药学部等,主要集中于大医院的药剂科(或药学部）以及大学。无论是家庭医生签约服务还是药学服务，不同研究机构合作群之间的联系相对较少。

研究作者方面，家庭医生签约服务研究发文量较多的作者为鲍勇、江萍、张向东、吴浩等；药学服务研究发文量较多的作者为郭代红、鲍仕慧、赵志刚等。无论是家庭医生签约服务还是药学服务，不同研究作者合作群之间的联系相对较少。

第五章

家庭医生签约药学服务清单设计

在第二章至第四章充分了解家庭医生签约服务与药学服务相关理论、政策文件、研究热点及研究主题演化基础上,本章通过对国外社区药学服务提供现状、国内社区药学服务需求与提供现状的系统梳理,探讨社区药学服务应包含的相关项目,从而设计家庭医生签约药学服务清单。

一、国外社区药学服务提供现状

在国外,药学服务已经得到了极大的拓展,药师不仅仅提供传统的药品调剂和分发服务,而且为患者提供更广泛的药品及其他健康相关的服务,包括识别、预防和解决药品相关的问题,鼓励药品合理使用,健康促进和教育等,以期获得更好的治疗效果,促进患者健康。

在 Web of Science 核心数据库中以"pharmaceutical care""pharmaceutical service*""pharmacy practice""pharmacy service*"或同时以"pharmacist*"和"role*"作为药学服务、药师职责的关键词,以"community"作为社区的关键词,检索时标题中同时包含上述两类关键词,共搜索到 395 篇文献。纳入重点描述(或调查)国外社区药学服务提供现状或社区药师职责,并列出社区药学服务提供具体项目或药师职责具体条目的文献。排除不满足上述条件的文献,包括对某项社区药学服务项目进行效果或经济学方面的评价,患者对社区药学服务满意度调查,社区药师对某些药学服务项目的感知、认识情况,利用新的技术开展某项社区药学服务项目等;并且排除非英语文献与不能获取全文的文献。纳入相关文献 12 篇,同时纳入上述文献中相关的重要参考文献,最后共纳入文献 14 篇;值得关注的是,*Annals of Pharmacotherapy* 在 2006 年至 2007 年之间出版了各国社区药学服务提供相关的系列文献。以下是对纳入文献中各国的社区药学服务提供现状的描述。

（一）美国社区药学服务提供现状

在美国,除了传统的药学服务,社区药师新的职能如下。

（1）免疫接种。

（2）在患者护理现场或附近进行诊断测试,用于筛查和监测疾病。

（3）开处方、调整或停止处方。

（4）管理用于治疗诸如血脂异常、充血性心力衰竭、冠状动脉疾病、糖尿病、哮喘、高血压和终末期肾病等疾病的药物。

（5）干预和监测实验室指标。

（6）制订临床评估和治疗方案。

（7）为健康和预防疾病提供护理协调和其他保健服务。

（8）提供健康维护信息和教育。

（9）为患者和医生提供咨询。

（10）评估患者需求、监测治疗结果。

（11）血压监测。

（12）安排患者预约等。

此外,美国的药剂师可以选择获得额外的认证成为其他专业的专业人员,包括营养支持者,肿瘤学、精神病学医生,门诊服务者,糖尿病教育者、高级糖尿病管理者,感染控制专业人员,医疗保健质量专业人员,医疗保健信息和管理系统专业人员以及慢性病护理专业人员等。

（二）新西兰社区药学服务提供现状

2004 年,新西兰药师学会启动了药师十年愿景项目,其直接针对社区药师。该十年愿景主要包括以下服务。

（1）健康促进和评估:包括治疗小病和为患者转诊到初级医疗保

健机构。

（2）在处方决策中的合作角色：在处方决策中帮助医生和护士,特别是对于慢性病患者。

（3）开具与评审要求和合作协议一致的合作处方。

（4）提供安全、有效的处方调剂、非处方药;对患者进行健康教育。

（5）处方药使用教育。

（6）预防、探测和报告不良反应和医疗错误。

（7）加强药物管理服务,对患者进行评估。

（8）信息管理,药物依从性评估和支持,为患者和其他卫生专业人员提供药物信息。

（9）管理服务:药品高质量的使用,药物审查和慢性病管理服务。

（10）患者健康评估、监测和筛检。

（三）德国社区药学服务提供现状

在德国,社区药学服务通常分为以下几类。

（1）药物供应,特别是处方药、非处方药和其他医疗产品。

（2）为患者和其他卫生专业人员提供适当的药物信息和咨询。

（3）优化药物治疗和检测,预防或解决与药品相关的问题,这些任务需要与其他医护人员(主要是医生)形成良好的工作关系,进行密切的合作。

（4）提供药学监护:负责和持续地提供药物治疗以期改善患者与健康相关的生活质量。

（5）预防保健服务:主要为慢性病患者服务,也为尚未被诊断和治疗的患者提供预防保健服务,如疾病(糖尿病、骨质疏松症、高血压、冠心病、血脂异常、慢性阻塞性肺疾病等)筛选服务、健康促进和组织戒烟运动等。

（6）对健康促进做出贡献：万一发生疾病，促进合理处方的制订和适当使用药物。

（四）荷兰社区药学服务提供现状

在荷兰，社区药师提供的药学服务如下。

（1）药物监督与指导：监测药物相关的问题（如日剂量、相互作用、重复用药、禁忌证、过敏反应、依从性等），药师与患者或医师讨论和解决这些需监测的问题。有些药师为使用多种药物或曾在医院住院的患者提供特殊的咨询服务。

（2）依据指标进行药物分析：由于药房计算机系统有患者的药物使用信息，可以利用简单的基于指标的算法，判断使用药物后是否偏离了正常范围。

（3）药物第一次调剂时的日常咨询：咨询的主要目的，一是使得患者知道药物使用后的期望效果，二是使得患者明确地知道如何使用药物，三是给患者提供询问的机会。

（4）家庭护理和非处方药的咨询：这种咨询是标准化的，用来保障咨询的质量。药师需要询问存在什么问题、药物使用对象、疾病存在的时间、其他可能的疾病是什么、其他使用的药物是什么等。

（五）其他国家社区药学服务提供现状

在英国，重复处方、药物审查、临床监测、慢性病管理、更换针头、美沙酮监控、紧急激素避孕、药师处方、居家访问、为老年人提供药学服务、支持护理者的计划、健康促进活动均是社区药学服务的关键领域。

在丹麦，社区药师提供的药学服务有：①处理临时制剂；②选择最便宜的药物；③检查剂量、适应证、相互作用和禁忌证；④向客户提供药物使用的基本信息;⑤为了统计和报销,向当局报告数据;⑥提供麻醉品的使用文件;⑦收集客户未使用的药物并销毁;⑧为公众提供信息传单和获取信息的网站。

在瑞士,社区药师提供了以下药学服务,并且有固定的费用进行支付:①咨询,处方控制,控制危险因素和滥用等;②随访和持续进行用药记录;③药剂师紧急、夜间和周末工作;④当患者在药剂师监督下在药房里服用药物时,直接观察患者治疗情况;⑤针对患有慢性病和至少服用3种不同药物的门诊患者,提高药物依从性;⑥通用药替代。

在瑞典,社区药师提供的药学服务有患者药物咨询,实践指导,与开药者或其他医疗服务提供者联系,药物转换,转诊到其他医疗服务提供者处等。

在巴西,社区药师提供的药学服务有药物分发、血压测量、毛细血管血糖检测、胆固醇/甘油三酯检测、雾化、注射剂管理等。

在葡萄牙,社区药师提供体重、血压、血糖、总胆固醇、甘油三酯的检测服务以及患者咨询服务,并且开展了一些针对特殊需求的服务,包括废弃药品处理、更换针头、美沙酮替代、疾病管理等。

在加拿大,社区药师提供处方药送货上门、药房内的血压监测、药房内的筛检/风险评估、患者图书馆、教育性的研讨会/项目、药房内的疾病管理、家庭随访等服务。

在约旦,社区药师提供的服务有:①药物分发;②准备临时制剂;③对准备的每一批复合产品进行记录;④为患者提供药品使用的基本信息;⑤给分发的药物贴上标签;⑥为使用一些特殊产品(如滴耳剂、滴眼剂、眼膏剂、直肠栓剂、吸入剂、注射剂)的患者提供书面的指导;⑦为患者的每一次处方用药提供口头咨询服务;⑧药师对药物进行核对,提出最经济的治疗替代方案,并将其反馈给医师和患者。Eman

Elayeh 的研究发现,社区药师除了"对准备的每一批复合产品进行记录"的提供率为 38.1%,上述各项服务的提供率均在 70% 以上。

在阿联酋,Ibrahim Khalid Rayes 对社区药师提供的拓展服务进行了研究,饮食计划、营养补充、皮肤护理、戒烟、减重、伤口护理等服务的提供率均在 40% 以上。

（六）国外社区药学服务项目

2012 年,欧盟制药集团(PGEU)提出了药学服务分类的 4 个维度:提升药物安全性与可及性、提升患者个体治疗效果、扩大公共卫生服务范围、有助于提升卫生系统的效率与服务质量。尽管这些维度之间可能有交叉的部分,但是这种分类似乎是唯一一个获得了欧洲的共识的分类。以下将国外社区药学服务项目分为这四大维度(表 5-1)。

表 5-1　国外社区药学服务项目

维度与内涵	条　目
1. 提升药物安全性与可及性 预防伪造药品和药物短缺; 向护理院和患者之家分发药物,帮助有复杂药物治疗方案的患者管理药物; 在紧急、严格条件的情况下,没有处方也可调剂(分发)药物	· 提供安全、有效的处方调剂,非处方药 · 药物分发;给分发的药物贴上标签 · 药物供应,特别是处方药、非处方药和其他医疗产品 · 准备、处理临时制剂 · 药师紧急、夜间和周末工作

维度与内涵	条　目
2. 提升患者个体治疗效果 管理药物，让患者进一步来管理他们自身情况； 致力于合作服务，帮助监测和管理慢性病； 在患者从急性护理机构转移到家庭时，确保药物服务的连续性	• 提供药物信息、咨询和教育：为患者和其他卫生专业人员提供药物信息和咨询；进行处方药使用教育，开展患者教育/教育性的研讨会或项目 • 药师为使用多种药物或曾在医院住院的患者提供特殊的咨询服务；药物第一次调剂时的日常咨询；家庭护理和非处方药物的咨询；为使用一些特殊产品（如滴耳剂、滴眼剂、眼膏剂、直肠栓剂、吸入剂、注射剂）的患者提供书面的指导 • 患者评估与监测：评估患者需求、监测治疗效果；临床监测（当患者在药剂师监督下在药房里服用药物时，直接观察患者治疗情况）；干预和监测实验室指标；血压监测；监测药物相关的问题（如日剂量、相互作用、重复用药、禁忌证、过敏反应、依从性）；预防、探测和报告不良反应和医疗错误 • 药物管理：管理用于治疗诸如血脂异常、充血性心力衰竭、冠状动脉疾病、糖尿病、哮喘、高血压和终末期肾病等疾病的药物；药物审查；检查剂量、适应证、相互作用和禁忌证 • 合作角色：与开药者或其他医疗服务提供者联系；在处方决策中帮助医生和护士，特别是对于慢性病患者；优化药物治疗和检测，预防或解决与药品相关的问题，这些任务需要与其他医护人员（主要是医生）形成良好的工作关系，进行密切的合作 • 转诊到其他医疗服务提供者处或初级医疗保健机构 • 慢性病管理：随访和维持进行用药记录 • 制订临床评估和治疗方案 • 其他：开处方、调整或停止处方；注射剂管理；体重、血压、血糖、总胆固醇、甘油三酯检测服务；雾化

续表

维度与内涵	条　　目
3. 扩大公共卫生服务范围 　支持安全和有效的自我保健和自我药疗； 　提升药物反应报告效率； 　传播公共健康信息； 　发展筛检技术和进一步促进免疫策略的推行	· 预防保健服务：主要为慢性病患者服务，也为尚未被诊断和治疗的患者提供预防保健服务，如疾病（糖尿病、骨质疏松症、高血压、冠心病、血脂异常、慢性阻塞性肺疾病等）筛选服务、健康促进和组织戒烟运动等；饮食计划、营养补充、皮肤护理、戒烟、减重、伤口护理等服务 · 提供健康维护信息和教育：为公众提供信息传单和获取信息的网站 · 患者健康评估、监测和筛检 · 免疫接种 · 紧急激素避孕 · 更换针头 · 美沙酮监控
4. 有助于提升卫生系统的效率与服务质量 　提供服务旨在提升患者的依从性和为患者提供更多的保健服务； 　提升和促进便宜药（替代药）的最大化使用； 　鼓励服务，如调剂重复处方、监测个体的药物治疗、适时推荐调整剂量等	· 针对患有慢性病和至少服用 3 种不同药物的门诊患者，提高药物依从性 · 选择最便宜的药物、通用药替代

二、国内社区药学服务需求与提供现状

我国社区药学服务仍以药品的采购、储存、调剂为主,部分城市社区逐步开展了用药咨询、用药宣传、定期随访等服务;而社区居民的药学服务需求不断增加,特别是一些特殊人群(如老年患者),对于用药咨询、合理用药宣传、慢性病管理等药学服务都有极大的需求。

在中国知网,以"社区药事服务/社区药学服务""需求""提供""现状"等为关键词,共查询到相关文献99篇。纳入标准:①该文献对社区居民进行了药学服务需求的调查,列出了需求具体条目;②该文献对社区居民进行了药学服务需求的调查,列出了药学服务实现的形式;③该文献对社区居民进行了药学服务需求的调查,列出了药学服务实现的频率;④该文献对特殊群体,如高血压、糖尿病、老年患者进行了药学服务需求的调查。排除标准:①该文献不是对社区居民进行药学服务需求调查;②该文献提到的药学服务调查内容是针对药房的药学服务。全部下载全文阅读后,根据上述纳入排除标准,筛选出25篇文献。25篇文献的具体情况如下。

(一)国内社区药学服务需求现状

在25篇纳入文献中,其中有1篇只给出了药学服务需求实现的形式(如窗口咨询、健康课堂、电话随访等)及其频率,没有给出药学服务需求具体条目;有3篇只列出了药学服务需求具体条目,没有给出需求条目的人数或比例,因此这4篇文献没有在表格中呈现,表5-2共汇总了其余21篇文献结果。

表5-2所示的21篇文献中,有4篇研究对象为老年人(或老年患者)和慢性病患者,我们认为其有一定的特殊性,因此在以下分析中将其排除。

表 5-2　国内社区药学服务需求现状

文献	调查对象	调查人数	服务需求	人数	比例 /（%）
1	老年人	408	药物的相互作用	326	79.90
			药物的毒副作用及其处理方法	282	69.12
			老年人慢性病的合理用药常识	235	57.60
			药物的使用和储存知识	146	35.78
			药物与食物的影响	75	18.38
			其他	23	5.64
2	社区居民	1604	常见药物不良反应及处理方法	961	59.91
			服药方法	839	52.31
			药物相互作用	1001	62.41
			药物的保存方法	578	36.03
			服药注意事项	918	57.23
			中药的合理使用	922	57.48
			读懂药物说明书	464	28.93
			就医时必须告诉医师的事情	611	38.09
3	城镇居民	1128	慢性病的常见监测服务	442	39.18
			常见病慢性病的保健知识	459	40.69
			药品不良反应的识别及预防方法	687	60.90
			家庭常备药品的储存方法	524	46.45
			药品的用法用量及用药的注意事项	785	69.59
4	社区居民	429	用法用量	289	67.37
			注意事项	128	29.84
			合并用药	109	25.41
			特殊情况下用药	86	20.05
			使用疗程	29	6.76
			不良反应	80	18.65
			药品质量的识别	50	11.66
			存放保管	39	9.09

续表

文献	调查对象	调查人数	服务需求	人数	比例/(%)
5	老年人	283	合理用药知识讲座	138	48.76
			中药的辨识和使用	70	24.73
			用药咨询服务	87	30.74
			日常保健知识讲座	147	51.94
6	社区居民	1950	用药咨询	1632	83.69
			老年人预防保健系统管理	1129	57.90
			社区分发用药安全宣传手册	892	45.74
			建立慢性病患者用药管理	1230	63.08
7	社区居民	1908	为患者推荐物美价廉的非处方药	1820	95.39
			为社区提供用药常识	1671	87.58
			采取适当方式接受患者或居民用药咨询	1653	86.64
			在社区开展用药知识专题讲座	1645	86.22
			为社区提供药品信息	1601	83.91
			在社区进行合理用药宣传	1569	82.23
			上门服务	1339	70.18
			为慢性病患者建立药历	1338	70.13
8	老年患者	495	药师指导用药	392	79.19
			电话咨询用药情况	332	67.07
			上门开展家庭式查房	196	39.60
			建立个人药历或药师服务卡	120	24.24
			其他	33	6.67
9	零售药店	183	药师指导用药	145	79.23
			免费的健康测试项目	126	68.85
			24 h 营业	103	56.28
			摆放供参考的医药资料	85	46.45
			送药上门	67	36.61
			电话咨询	68	37.16
			建立个人用药记录	16	8.74
			其他	2	1.09

续表

文献	调查对象	调查人数	服务需求	人数	比例/（%）
10	社区居民	345	老年人用药宣传教育	193	55.94
			慢性病患者用药管理	160	46.38
			药膳饮食指导和服药饮食禁忌指导	195	56.52
			预防保健服务	102	29.57
11	社区居民	483	有更多的药品	424	87.78
			期望治疗效果好的药物	372	77.02
			开展用药宣传	345	71.43
			上门服务	313	64.80
			能普及更为便利的用药咨询	276	57.14
			提供新药信息	209	43.27
12	社区居民	705	社区用药知识讲座	385	54.61
			派发相关宣传资料	184	26.10
			网上药学咨询活动	98	13.90
			微信药学服务	67	9.50
			建立慢性病患者药历，定期跟踪随访	222	31.49
			药学服务短信服务	97	13.76
13	社区居民	658	老年人用药宣传教育	368	55.93
			慢性病患者用药管理	306	46.50
			药膳饮食指导和服药饮食禁忌指导	306	46.50
			预防保健服务	195	29.64
			减肥、美容和补充营养咨询	33	5.02
			不需要增加以上药学服务内容	30	4.56
14	社区居民	7811	提供用药常识	2285	29.25
			合理用药宣传	1686	21.58
			接受用药咨询	1465	18.76
			提供药品信息	955	12.23
			开展有关专题讲座	865	11.07
			慢性病患者随访	555	7.11

续表

文献	调查对象	调查人数	服 务 需 求	人数	比例/（%）
15	社区居民	1171	推荐安全有效经济的药品	577	49.27
			用药指导和咨询服务	590	50.38
			上门服务	167	14.26
			指导家庭备药的选用	348	29.72
			合理用药知识宣传	388	33.13
			其他	20	1.71
16	社区居民	297	推荐安全有效经济药品	155	52.19
			用药指导和咨询服务	151	50.84
			合理用药知识宣传	124	41.75
			指导家庭备用药的选用	96	32.32
			上门服务	122	41.08
17	糖尿病患者	242	医务人员定期随访	81	33.47
			开通咨询窗口	73	30.17
			开通咨询热线	42	17.36
			其他	40	16.53
			"南通药事网"开通在线咨询	16	6.61
18	社区居民	713	推荐安全、有效、经济的药品	348	48.81
			用药指导和咨询服务	379	53.16
			上门服务	115	16.13
			推荐家庭备用药	217	30.43
			合理用药知识宣传	260	36.47
			其他	17	2.38
19	社区居民	206	提供用药常识	126	61.17
			接受用药咨询	110	53.40
			合理用药宣传	98	47.57
			提供药品信息	85	41.26
			慢性病患者随访	80	38.83
			开展有关专题讲座	62	30.10
			药物购买、使用及储存知识	62	30.10
			常见的药物不良反应及其处理方法	87	42.23

文献	调查对象	调查人数	服 务 需 求	人数	比例/(%)
20	社区居民	1074	指导用药和咨询	853	79.42
			了解慢性病的合理用药常识	629	58.57
			推荐安全有效经济的药物	537	50.00
			宣讲药物的注意事项	416	38.73
			宣讲药物不良反应和处理	395	36.78
			上门服务	142	13.22
			其他	73	6.80
21	社区居民	387	药师用药指导	334	86.30
			免费的健康测试项目	296	76.49
			建立个人用药档案(药历)	211	54.52
			摆放供参考的医药学资料	132	34.11
			社会药房24 h营业	116	29.97
			其他	10	2.58

在纳入分析的17篇国内研究社区居民对药学服务需求的文献中，较多提到的居民药学服务需求为用药咨询与用药指导、用药宣传、慢性病相关药学服务、推荐安全有效经济的药品、上门服务。

1．用药咨询与用药指导　纳入的17篇文献中，17篇文献都提到了社区居民有用药咨询与用药指导的需求。某些研究发现社区居民对用药咨询与用药指导的需求率很高，如高福君的研究发现居民对用药指导的需求率高达86.3%，石秋轶等的研究发现居民对用药咨询的需求率高达83.7%。其中，以常规用药咨询为主，用法用量、注意事项、使用疗程、不良反应、药品质量的识别、存放保管、药膳饮食指导和服药饮食禁忌指导的需求率分别为55.48%、51.45%、6.76%、53.91%、

11.66％、36.10％、49.95％（其中除使用疗程、药品质量的识别的需求率来源于 1 篇文献，其他各项的需求率均来源于 2 篇及以上文献，并取其均值，上述各需求率的详细情况见附表 A-1）；有 1 篇文献提到了居民对专门咨询的需求，包括合并用药、特殊情况下用药等。同时，居民提出了希望通过更加便捷的方式提供药学咨询服务，如使用电话、网络等方式。

2. 用药宣传　纳入的 17 篇文献中，有 13 篇文献提到了社区居民有用药宣传的需求。某些研究发现社区居民对用药宣传的需求率很高，常利杰等的研究发现居民对提供用药常识的需求率为 87.58％，对合理用药宣传的需求率为 82.23％，对在社区开展用药知识专题讲座的需求率为 86.22％。其中，用药宣传包括常规宣传和专题宣传，常规宣传包括宣传药物的注意事项、宣讲不良反应和处理、如何与医生沟通用药史，其需求率分别为 38.73％、36.78％、38.09％；专题宣传包括宣传中药的合理使用、针对老年人的用药宣传、针对慢性病的用药宣传（了解慢性病的合理用药常识），其需求率分别为 57.48％、55.93％、58.57％（其中除针对老年人的用药宣传的需求率来源于 2 篇文献，并取其均值，其他各项服务的需求率均来源于 1 篇文献，上述各需求率的详细情况见附表 A-2）。

3. 慢性病相关药学服务　纳入的 17 篇文献中，有 8 篇文献提到了社区居民有慢性病相关药学服务的需求，其中慢性病患者的用药管理、建立药历及随访、常见监测服务的需求率分别为 57.43％、20.65％、39.18％（其中除常见监测服务的需求率来源于 1 篇文献，其他各项的需求率均来源于 2 篇以上文献，取其均值，上述各需求率的详细情况见附表 A-3）。

4. 推荐安全有效经济的药品　纳入的 17 篇文献中，有 6 篇文献提到了社区居民有推荐安全有效经济的药品的需求,平均需求率为 67.46%,该需求率的详细情况见附表 A-4。

5．上门服务 纳入的 17 篇文献中,有 6 篇文献提到了社区居民有上门服务的需求,平均需求率为 38.93%,该需求率的详细情况见附表 A-5。

（二）国内社区药学服务提供现状

在纳入的 4 篇国内研究社区药学服务提供的文献中(表 5-3),现阶段提供的药学服务主要有用药咨询、用药宣传、慢性病患者个体的药物指导、上门服务、随访,平均提供率分别为 61.96%、35.81%、28.93%、28.78%、21.19%,上述各提供率的详细情况见附表 A-6。

表 5-3 国内社区药学服务提供现状

文献	调查对象	调查人数	服 务 方 式	人数	比例/(%)
1	社区居民	1604	窗口咨询	928	57.86
			健康课堂	1001	62.41
			电话随访	391	24.38
			手机短信提醒	326	20.32
			网络博客交流	114	7.11
			慢性病个体化的药物指导	464	28.93
			发放药物宣传手册	774	48.25
			定期家庭拜访	326	20.32
2	社区居民	429	专题讲座、健康教育	157	36.60
			义诊	24	5.59
			药量咨询窗	113	26.34
			派发宣传资料	65	15.15
			上门服务	11	2.56
			网上宣教	35	8.16
			其他	24	5.59

续表

文献	调查对象	调查人数	服 务 方 式	人数	比例/(%)
3	社区居民	1784	提供用药咨询服务	1324	74.22
			开展用药知识专题讲座	1260	70.63
			设立用药宣传栏	751	42.10
			提供用药常识等科普资料	689	38.62
			上门服务	626	35.09
4	社区居民	7811	开展知识讲座座谈	2334	29.88
			印发宣教资料	2054	26.30
			通过微信公众平台和互联网	1805	23.11
			定期随访患者	1618	20.71

(三)国内社区药学服务项目

根据国内社区药学服务需求与提供现状,总结了如下社区药学服务项目(表5-4)。

表5-4　国内社区药学服务项目

项　目	具 体 分 类
用药咨询与指导	·药物治疗方案咨询;药物治疗费用咨询 ·药品的用法用量、注意事项、合并用药、特殊情况下用药、使用疗程、存放保管、药物相互作用、药物与食物的影响 ·药师指导用药;药膳饮食指导和服药饮食禁忌指导;指导家庭备用药的选用;药物不良反应识别、预防及处理方法;药物毒副作用及其处理方法 ·推荐安全有效经济的药品、推荐物美价廉的非处方药 并通过多种形式开展用药咨询,普及更为便利的用药咨询,如开通咨询热线(电话)、开通咨询窗口、开通在线咨询等

续表

项　　目	具 体 分 类
合理用药宣传	中药的合理使用；宣讲药物不良反应和处理 特别是老年人、慢性病患者的合理用药宣传 可通过开展合理用药知识讲座、分发用药安全宣传手册、摆放供参考的医药资料、设立用药宣传栏，以及通过互联网、微信公众平台等形式进行宣传
慢性病管理	· 慢性病个体化的药物指导 · 慢性病的常见监测服务 · 提供常见病慢性病的保健知识 · 为慢性病患者建立药历 · 慢性病患者随访
预防保健服务	免费的健康测试项目；减肥、美容和补充营养咨询 日常保健知识讲座、派发相关宣传资料
提供药品信息	提供新药信息、药品价格公告、药物效用信息和相关法规信息等
随访	医务人员定期随访；电话随访；定期家庭拜访；特殊患者用药跟踪；上门服务；上门开展家庭式查房
其他	正确配发药品；药品质量的识别；药品真假鉴别；24 h营业；送药上门；有更多的药品；建立个人的用药档案；协助回收过期药品；药物不良反应监测；告知患者就医时必须告诉医师的事情

三、理论版的家庭医生签约药学服务清单

在充分了解家庭医生签约服务与药学服务相关理论、政策文件、研究热点及研究主题演化,国外社区药学服务提供现状和国内社区药学服务需求与提供现状基础上,结合专题小组讨论法与专家咨询法(表5-5),建立了初步的家庭医生签约药学服务清单(图5-1),共包含22项药学服务项目,并基于此清单在武汉开展了调研;通过在武汉调研过程中药师的相关建议与反馈,进一步完善了家庭医生签约药学服务清单(增加了"患者监测""清理家庭药箱",同时将"教育患者如何与医生沟通用药史"与"常识宣传"合并为同一项目),即形成了理论版的家庭医生签约药学服务清单(图5-2),其共包含23项药学服务项目。

表5-5　专题小组讨论法与专家咨询法

方　法	具 体 内 容
专题小组讨论法	专题小组成员为曾参与过社区药学服务研究的研究人员,结合家庭医生签约服务与药学服务相关理论、政策文件、研究热点及研究主题演化,以及社区药学服务需求与提供现状,通过专题小组讨论,初步形成家庭医生签约药学服务清单
专家咨询法	专家成员为临床药师、药品政策与管理相关领域专家,通过专家咨询法,讨论初步形成的家庭医生签约药学服务清单,对相关项目进行修改、增补,完善家庭医生签约药学服务清单

（1）询问药史，撰写药历，分析并评估患者用药，撰写用药报告，给出建议。

（2）参与药物治疗方案的讨论。

（3）参与查房。

（4）常规咨询：如最佳服药时间、用法用量、注意事项、使用疗程、不良反应、药品质量的识别、存放保管等。

（5）专门咨询：如向同时使用多种药品、用药依从性差、用药后出现不良反应的患者提供咨询。

（6）常识宣传：向患者宣传处方药、OTC 药品的使用，药物不良反应，健康饮食，特殊人群的用药注意事项等。

（7）专题宣传：向患者宣传抗生素滥用危害、中药的正确使用方式等。

（8）推荐安全经济有效药物。

（9）了解家庭用药情况，指导家庭用药。

（10）慢性病患者结构化、持续性的用药评估，并撰写评估报告。

（11）慢性病患者血糖、血脂等指标测定，危险因素的分析，必要时调整患者用药方案。

（12）对长期服药患者，进行用药、饮食、运动等方面的指导。

（13）药品器械使用的患者协助：如药品器械使用效果差和无效的患者的使用指导、药品器械安全合理的储存、用完或过期器械的处理。

（14）用药装置调节：如使用吸入装置，根据患者吸入过程中是否出现支气管痉挛等不良反应，对患者吸入装置的参数以及吸入过程中是否加其他药物等方面进行调整。

（15）药师提供转诊服务，转诊到合适的医疗卫生机构或团队。

（16）药师提供适量的非药物保健信息，帮助患者进行自身健康管理。

（17）戒烟服务。

（18）疾病筛查。

（19）紧急激素避孕。

（20）免疫接种。

（21）与（偏远地区）基层医疗机构建立远程连接，提供远程监督、处方审核、用药咨询等服务。

（22）教育患者如何与医生沟通用药史。

图 5-1　初步的家庭医生签约药学服务清单

（1）询问药史，撰写药历，分析并评估患者用药，撰写用药报告，给出建议。

（2）参与药物治疗方案的讨论。

（3）参与查房。

（4）患者监测：临床监测，如血压监测；监测药物相关问题，如日剂量、相互作用、重复用药、禁忌证、过敏反应、依从性等。

（5）常规咨询：如最佳服药时间、用法用量、注意事项、使用疗程、不良反应、药品质量的识别、存放保管等。

（6）专门咨询：如向同时使用多种药品、用药依从性差、用药后出现不良反应的患者提供咨询。

（7）常识宣传：向患者宣传处方药、OTC药品的使用，药物不良反应，健康饮食，特殊人群的用药注意事项，如何与医生沟通用药史等。

（8）专题宣传：向患者宣传抗生素滥用危害、中药的正确使用方式等。

（9）推荐安全经济有效药物。

（10）清理家庭药箱。

（11）了解家庭用药情况，指导家庭用药。

（12）慢性病患者结构化、持续性的用药评估，并撰写评估报告。

（13）慢性病患者血糖、血脂等指标测定，危险因素的分析，必要时调整患者用药方案。

（14）对长期服药患者，进行用药、饮食、运动等方面的指导。

（15）药品器械使用的患者协助：如药品器械使用效果差和无效的患者的使用指导、药品器械安全合理的储存、用完或过期器械的处理。

（16）用药装置调节：如使用吸入装置，根据患者吸入过程中是否出现支气管痉挛等不良反应，对患者吸入装置的参数以及吸入过程中是否加其他药物等方面进行调整。

（17）药师提供转诊服务，转诊到合适的医疗卫生机构或团队。

（18）药师提供适量的非药物保健信息，帮助患者进行自身健康管理。

（19）戒烟服务。

（20）疾病筛查。

（21）紧急激素避孕。

（22）免疫接种。

（23）与（偏远地区）基层医疗机构建立远程连接，提供远程监督、处方审核、用药咨询等服务。

图 5-2　理论版的家庭医生签约药学服务清单

本章小结

　　在国内,我国社区药学服务仍以药品的采购、储存、调剂为主,部分城市社区逐步开展了用药咨询、用药宣传、定期随访等服务,同时社区居民的药学服务需求不断增加;在国外,药学服务内容已经得到了极大的拓展,药师为患者提供更广泛的药品及其他健康相关的服务。在国外社区药学服务提供现状和国内社区药学服务需求与提供现状基础上,结合家庭医生签约服务与药学服务相关理论、政策文件、研究热点及研究主题演化,通过专题小组讨论法与专家咨询法等,建立了理论版的家庭医生签约药学服务清单,包括询问药史,撰写药历,分析并评估患者用药,撰写用药报告,给出建议;参与药物治疗方案的讨论;参与查房;患者监测;常规咨询;专门咨询;常识宣传;专题宣传;推荐安全经济有效药物;清理家庭药箱等共 23 项药学服务项目。

第六章

家庭医生签约药学服务清单实证研究

在理论篇形成的家庭医生签约药学服务清单基础上,形成调查问卷,在武汉和上海分别开展家庭医生签约药学服务清单的实证研究。

1.武汉

(1)调查对象:1所三级甲等医院的药师,包括临床药师、门诊与住院中西药房药师,共调查药师81位。

(2)调查内容:对每项药学服务项目开展需要的资源(药师数量、药师质量、多学科合作、专业技术、专业设施)进行评价;评分为1~5分,分值越高,表明该项药学服务项目对资源的需要程度越高。

2.上海

(1)调查对象:上海交通大学医学院附属瑞金医院,复旦大学附属华东医院,打浦桥街道、古美、东明路街道社区卫生服务中心的临床药师,包括药学部主任与长期从事临床工作的资深药师,共21位。

(2)调查内容:对每项药学服务项目是否适合纳入家庭医生签约服务包进行评价;对每项药学服务项目开展所需的资源(药师数量、药师质量、多学科合作、专业技术、专业设施)及发挥的作用(提升药物安全性与可及性作用、治疗作用、预防作用、促进良好医患关系作用)进行评价;评分为1~5分,分值越高,表明该项药学服务对资源的需要程度越高或发挥的作用越大。

一、调查对象的人口学特征

调查对象的人口学特征主要从调查对象的总体情况、各地区情况进行分析(表6-1)。

武汉、上海共调查了102位药师,其中67.6%的药师为女性,59.8%的药师年龄为25~34岁,37.3%的药师工作年限为5年以下,96.1%的药师学历为大学本科及以上,50%的药师职称为师级/助理。

武汉 81 位药师中 69.1% 的药师为女性,61.7% 的药师年龄为 25~34 岁,45.7% 的药师工作年限为 5 年以下,95.1% 的药师学历为大学本科及以上,56.8% 的药师职称为师级/助理。

上海 21 位药师中 61.9% 的药师为女性,52.4% 的药师年龄为 25~34 岁,47.6% 的药师工作年限为 10~19 年,所有药师学历均为大学本科及以上,61.9% 的药师职称为中级。

表 6-1　人口学特征

项目		武汉		上海		合计	
		人数	百分比/(%)	人数	百分比/(%)	人数	百分比/(%)
性别	男	24	29.6	8	38.1	32	31.4
	女	56	69.1	13	61.9	69	67.6
	缺失	1	1.2	0	0.0	1	1.0
年龄	25 岁以下	3	3.7	0	0.0	3	2.9
	25~34 岁	50	61.7	11	52.4	61	59.8
	35~44 岁	22	27.2	7	33.3	29	28.4
	45~54 岁	4	4.9	2	9.5	6	5.9
	55~59 岁	1	1.2	1	4.8	2	2.0
	缺失	1	1.2	0	0.0	1	1.0
工作年限	5 年以下	37	45.7	1	4.8	38	37.3
	5~9 年	11	13.6	7	33.3	18	17.6
	10~19 年	23	28.4	10	47.6	33	32.4
	20~29 年	6	7.4	2	9.5	8	7.8
	30 年及以上	1	1.2	1	4.8	2	2.0
	缺失	3	3.7	0	0.0	3	2.9

续表

项目		武汉		上海		合计	
		人数	百分比/(%)	人数	百分比/(%)	人数	百分比/(%)
学历	中专	1	1.2	0	0.0	1	1.0
	大专	3	3.7	0	0.0	3	2.9
	大学本科	42	51.9	13	61.9	55	53.9
	研究生	35	43.2	8	38.1	43	42.2
职称	正高	0	0.0	1	4.8	1	1.0
	副高	3	3.7	2	9.5	5	4.9
	中级	17	21.0	13	61.9	30	29.4
	师级/助理	46	56.8	5	23.8	51	50.0
	士级	15	18.5	0	0.0	15	14.7

二、建议纳入家庭医生签约服务包的药学服务项目

各项药学服务项目是否建议纳入家庭医生签约服务包主要咨询的是上海的 21 位临床药师,由表 6-2 可知,紧急激素避孕、药师提供转诊服务、疾病筛查、免疫接种这几项药学服务项目药师不了解的比例相对较高,可能是由于这几项药学服务项目主要来源于国外药学服务实践,在国内这些通常是由其他医疗服务提供者(如医生、护士等)提供。排除对药学服务项目不了解的药师人数,各项药学服务项目建议纳入家庭医生签约服务包的药师比例均在 70% 以上。其中,患者监测;专门咨询;常规咨询;对长期服药患者,进行用药、饮食、运动等方面的指导;了解家庭用药情况,指导家庭用药;用药装置调节;推荐安全经济有效药物;药品器械使用的患者协助这 8 项药学服务项目建议纳入的比

例达到了 100％。该调查说明各项药学服务项目基本均适合纳入家庭医生签约服务包,特别是患者监测、专门咨询、用药装置调节、推荐安全经济有效药物、药品器械使用的患者协助等药学服务项目。

表 6-2　建议纳入家庭医生签约服务包的药学服务项目

药学服务项目	是否建议纳入家庭医生签约服务包		
	是	否	不了解
	人数/百分比(％)	人数/百分比(％)	人数
患者监测:临床监测,如血压监测;监测药物相关问题,如日剂量、相互作用、重复用药、禁忌证、过敏反应、依从性等	19/100.0	0/0	2
常规咨询:如最佳服药时间、用法用量、注意事项、使用疗程、不良反应、药品质量的识别、存放保管等	19/100.0	0/0	2
专门咨询:如向同时使用多种药品、用药依从性差、用药后出现不良反应的患者提供咨询	20/100.0	0/0	1
推荐安全经济有效药物	16/100.0	0/0	5
了解家庭用药情况,指导家庭用药	20/100.0	0/0	1
对长期服药患者,进行用药、饮食、运动等方面的指导	20/100.0	0/0	1
药品器械使用的患者协助:如药品器械使用效果差和无效的患者的使用指导、药品器械安全合理的储存、用完或过期器械的处理	16/100.0	0/0	5

续表

药学服务项目	是否建议纳入家庭医生签约服务包		
	是	否	不了解
	人数/百分比(%)	人数/百分比(%)	人数
用药装置调节:如使用吸入装置,根据患者吸入过程中是否出现支气管痉挛等不良反应,对患者吸入装置的参数以及吸入过程中是否加其他药物等方面进行调整	17/100.0	0/0	4
常识宣传:向患者宣传处方药、OTC药品的使用,药物不良反应,健康饮食,特殊人群的用药注意事项,如何与医生沟通用药史等	19/95.0	1/5.0	1
慢性病患者结构化、持续性的用药评估,并撰写评估报告	19/95.0	1/5.0	1
药师提供适量的非药物保健信息,帮助患者进行自身健康管理	15/93.8	1/6.3	5
与(偏远地区)基层医疗机构建立远程连接,提供远程监督、处方审核、用药咨询等服务	14/93.3	1/6.7	6
药师提供转诊服务,转诊到合适的医疗卫生机构或团队	12/92.3	1/7.7	8
专题宣传:向患者宣传抗生素滥用危害、中药的正确使用方式等	18/90.0	2/10.0	1
清理家庭药箱	18/90.0	2/10.0	1
慢性病患者血糖、血脂等指标测定,危险因素的分析,必要时调整患者用药方案	17/89.5	2/10.5	2

续表

药学服务项目	是否建议纳入家庭医生签约服务包		不了解
	是	否	
	人数/百分比（%）	人数/百分比（%）	人数
参与药物治疗方案的讨论	14/87.5	2/12.5	5
戒烟服务	13/86.7	2/13.3	6
疾病筛查	11/84.6	2/15.4	8
免疫接种	11/84.6	2/15.4	8
紧急激素避孕	10/83.3	2/16.7	9
询问药史，撰写药历，分析并评估患者用药，撰写用药报告，给出建议	14/82.4	3/17.6	4
参与查房	12/70.6	5/29.4	4

注：上海对上述各项药学服务项目进行评价的药师均为21人，建议纳入家庭医生签约服务包的药师比例＝建议纳入家庭医生签约服务包的药师人数/（咨询药师的总人数－不了解上述药学服务项目的药师人数）；武汉药师未进行上述问题的调查。

三、药学服务项目需要的资源分析

（一）武汉药学服务项目需要的资源分析

1. 药学服务项目需要的资源总体分析

（1）药学服务项目需要的各类资源的描述性分析：药师数量、药师质量、多学科合作、专业技术、专业设施的描述性结果见表6-3至表6-7，并根据各类资源合计的总分进行排序，见表6-8。

表 6-3　药学服务项目需要的药师数量

药学服务项目	药师数量			
	均值	标准差	最小值	最大值
询问药史，撰写药历，分析并评估患者用药，撰写用药报告，给出建议	3.95	1.20	1	5
参与药物治疗方案的讨论	3.67	1.13	1	5
参与查房	3.59	1.17	1	5
常规咨询：如最佳服药时间、用法用量、注意事项、使用疗程、不良反应、药品质量的识别、存放保管等	4.52	0.76	3	5
专门咨询：如向同时使用多种药品、用药依从性差、用药后出现不良反应的患者提供咨询	4.03	1.03	1	5
常识宣传：向患者宣传处方药、OTC 药品的使用，药物不良反应，健康饮食，特殊人群的用药注意事项等	4.36	0.88	2	5
专题宣传：向患者宣传抗生素滥用危害、中药的正确使用方式等	4.16	0.89	1	5
推荐安全经济有效药物	3.98	1.07	1	5
了解家庭用药情况，指导家庭用药	4.23	0.94	2	5
慢性病患者结构化、持续性的用药评估，并撰写评估报告	3.94	0.99	1	5
慢性病患者血糖、血脂等指标测定，危险因素的分析，必要时调整患者用药方案	4.07	1.01	1	5

药学服务项目	药师数量			
	均值	标准差	最小值	最大值
对长期服药患者,进行用药、饮食、运动等方面的指导	3.96	1.16	1	5
药品器械使用的患者协助:如药品器械使用效果差和无效的患者的使用指导、药品器械安全合理的储存、用完或过期器械的处理	4.09	0.92	1	5
用药装置调节:如使用吸入装置,根据患者吸入过程中是否出现支气管痉挛等不良反应,对患者吸入装置的参数以及吸入过程中是否加其他药物等方面进行调整	4.09	0.99	1	5
药师提供转诊服务,转诊到合适的医疗卫生机构或团队	3.41	1.33	1	5
药师提供适量的非药物保健信息,帮助患者进行自身健康管理	4.17	1.02	1	5
戒烟服务	3.42	1.37	1	5
疾病筛查	3.35	1.41	1	5
紧急激素避孕	3.49	1.23	1	5
免疫接种	3.31	1.38	1	5
与(偏远地区)基层医疗机构建立远程连接,提供远程监督、处方审核、用药咨询等服务	3.80	1.10	1	5
教育患者如何与医生沟通用药史	4.11	1.04	1	5

表 6-4 药学服务项目需要的药师质量

药学服务项目	药师质量			
	均值	标准差	最小值	最大值
询问药史,撰写药历,分析并评估患者用药,撰写用药报告,给出建议	4.31	0.80	1	5
参与药物治疗方案的讨论	4.65	0.72	1	5
参与查房	4.65	0.55	3	5
常规咨询:如最佳服药时间、用法用量、注意事项、使用疗程、不良反应、药品质量的识别、存放保管等	4.15	1.00	1	5
专门咨询:如向同时使用多种药品、用药依从性差、用药后出现不良反应的患者提供咨询	4.40	0.69	3	5
常识宣传:向患者宣传处方药、OTC 药品的使用,药物不良反应,健康饮食,特殊人群的用药注意事项等	4.04	0.97	2	5
专题宣传:向患者宣传抗生素滥用危害、中药的正确使用方式等	4.14	0.96	2	5
推荐安全经济有效药物	3.88	1.06	1	5
了解家庭用药情况,指导家庭用药	3.91	1.22	1	5
慢性病患者结构化、持续性的用药评估,并撰写评估报告	4.53	0.67	2	5
慢性病患者血糖、血脂等指标测定,危险因素的分析,必要时调整患者用药方案	4.44	0.77	2	5

续表

药学服务项目	药师质量			
	均值	标准差	最小值	最大值
对长期服药患者,进行用药、饮食、运动等方面的指导	4.06	1.09	1	5
药品器械使用的患者协助:如药品器械使用效果差和无效的患者的使用指导、药品器械安全合理的储存、用完或过期器械的处理	3.80	1.18	1	5
用药装置调节:如使用吸入装置,根据患者吸入过程中是否出现支气管痉挛等不良反应,对患者吸入装置的参数以及吸入过程中是否加其他药物等方面进行调整	4.16	1.02	1	5
药师提供转诊服务,转诊到合适的医疗卫生机构或团队	4.01	1.22	1	5
药师提供适量的非药物保健信息,帮助患者进行自身健康管理	3.86	1.01	2	5
戒烟服务	3.26	1.36	1	5
疾病筛查	3.74	1.39	1	5
紧急激素避孕	3.42	1.43	1	5
免疫接种	3.33	1.44	1	5
与(偏远地区)基层医疗机构建立远程连接,提供远程监督、处方审核、用药咨询等服务	4.06	1.09	1	5
教育患者如何与医生沟通用药史	3.80	1.17	1	5

表 6-5　药学服务项目需要的多学科合作

药学服务项目	多学科合作			
	均值	标准差	最小值	最大值
询问药史,撰写药历,分析并评估患者用药,撰写用药报告,给出建议	3.99	0.97	1	5
参与药物治疗方案的讨论	4.44	0.73	1	5
参与查房	4.16	1.02	1	5
常规咨询:如最佳服药时间、用法用量、注意事项、使用疗程、不良反应、药品质量的识别、存放保管等	3.52	1.22	1	5
专门咨询:如向同时使用多种药品、用药依从性差、用药后出现不良反应的患者提供咨询	3.84	0.97	1	5
常识宣传:向患者宣传处方药、OTC 药品的使用,药物不良反应,健康饮食,特殊人群的用药注意事项等	3.58	1.15	1	5
专题宣传:向患者宣传抗生素滥用危害、中药的正确使用方式等	3.37	1.18	1	5
推荐安全经济有效药物	3.46	1.16	1	5
了解家庭用药情况,指导家庭用药	3.60	1.06	1	5
慢性病患者结构化、持续性的用药评估,并撰写评估报告	4.16	0.77	2	5
慢性病患者血糖、血脂等指标测定,危险因素的分析,必要时调整患者用药方案	4.14	1.07	1	5

续表

药学服务项目	多学科合作			
	均值	标准差	最小值	最大值
对长期服药患者,进行用药、饮食、运动等方面的指导	3.80	1.19	1	5
药品器械使用的患者协助:如药品器械使用效果差和无效的患者的使用指导、药品器械安全合理的储存、用完或过期器械的处理	3.42	1.29	1	5
用药装置调节:如使用吸入装置,根据患者吸入过程中是否出现支气管痉挛等不良反应,对患者吸入装置的参数以及吸入过程中是否加其他药物等方面进行调整	3.46	1.12	1	5
药师提供转诊服务,转诊到合适的医疗卫生机构或团队	3.68	1.12	1	5
药师提供适量的非药物保健信息,帮助患者进行自身健康管理	3.20	1.13	1	5
戒烟服务	2.90	1.25	1	5
疾病筛查	3.54	1.34	1	5
紧急激素避孕	3.06	1.27	1	5
免疫接种	3.14	1.30	1	5
与(偏远地区)基层医疗机构建立远程连接,提供远程监督、处方审核、用药咨询等服务	3.73	1.18	1	5
教育患者如何与医生沟通用药史	3.56	1.15	1	5

表 6-6 药学服务项目需要的专业技术

药学服务项目	专业技术			
	均值	标准差	最小值	最大值
询问药史,撰写药历,分析并评估患者用药,撰写用药报告,给出建议	4.38	1.01	1	5
参与药物治疗方案的讨论	4.37	0.91	1	5
参与查房	4.28	1.08	1	5
常规咨询:如最佳服药时间、用法用量、注意事项、使用疗程、不良反应、药品质量的识别、存放保管等	4.20	0.95	1	5
专门咨询:如向同时使用多种药品、用药依从性差、用药后出现不良反应的患者提供咨询	4.18	1.05	1	5
常识宣传:向患者宣传处方药、OTC 药品的使用,药物不良反应,健康饮食,特殊人群的用药注意事项等	3.67	1.30	1	5
专题宣传:向患者宣传抗生素滥用危害、中药的正确使用方式等	3.95	1.23	1	5
推荐安全经济有效药物	3.74	1.17	1	5
了解家庭用药情况,指导家庭用药	3.86	1.17	1	5
慢性病患者结构化、持续性的用药评估,并撰写评估报告	4.26	1.09	1	5
慢性病患者血糖、血脂等指标测定,危险因素的分析,必要时调整患者用药方案	4.21	1.07	1	5

续表

药学服务项目	专业技术			
	均值	标准差	最小值	最大值
对长期服药患者,进行用药、饮食、运动等方面的指导	3.95	1.19	1	5
药品器械使用的患者协助:如药品器械使用效果差和无效的患者的使用指导、药品器械安全合理的储存、用完或过期器械的处理	3.85	1.24	1	5
用药装置调节:如使用吸入装置,根据患者吸入过程中是否出现支气管痉挛等不良反应,对患者吸入装置的参数以及吸入过程中是否加其他药物等方面进行调整	3.95	1.18	1	5
药师提供转诊服务,转诊到合适的医疗卫生机构或团队	3.74	1.37	1	5
药师提供适量的非药物保健信息,帮助患者进行自身健康管理	3.64	1.24	1	5
戒烟服务	3.23	1.39	1	5
疾病筛查	3.59	1.41	1	5
紧急激素避孕	3.43	1.39	1	5
免疫接种	3.45	1.47	1	5
与(偏远地区)基层医疗机构建立远程连接,提供远程监督、处方审核、用药咨询等服务	3.99	1.22	1	5
教育患者如何与医生沟通用药史	3.83	1.24	1	5

表 6-7　药学服务项目需要的专业设施

药学服务项目	专业设施			
	均值	标准差	最小值	最大值
询问药史，撰写药历，分析并评估患者用药，撰写用药报告，给出建议	2.95	1.39	1	5
参与药物治疗方案的讨论	3.05	1.30	1	5
参与查房	2.78	1.43	1	5
常规咨询：如最佳服药时间、用法用量、注意事项、使用疗程、不良反应、药品质量的识别、存放保管等	3.11	1.37	1	5
专门咨询：如向同时使用多种药品、用药依从性差、用药后出现不良反应的患者提供咨询	2.88	1.34	1	5
常识宣传：向患者宣传处方药、OTC 药品的使用，药物不良反应，健康饮食，特殊人群的用药注意事项等	2.77	1.29	1	5
专题宣传：向患者宣传抗生素滥用危害、中药的正确使用方式等	2.80	1.29	1	5
推荐安全经济有效药物	2.53	1.14	1	5
了解家庭用药情况，指导家庭用药	2.49	1.14	1	5
慢性病患者结构化、持续性的用药评估，并撰写评估报告	3.01	1.31	1	5
慢性病患者血糖、血脂等指标测定，危险因素的分析，必要时调整患者用药方案	3.52	1.25	1	5

续表

药学服务项目	专业设施			
	均值	标准差	最小值	最大值
对长期服药患者,进行用药、饮食、运动等方面的指导	2.86	1.36	1	5
药品器械使用的患者协助:如药品器械使用效果差和无效的患者的使用指导、药品器械安全合理的储存、用完或过期器械的处理	3.12	1.32	1	5
用药装置调节:如使用吸入装置,根据患者吸入过程中是否出现支气管痉挛等不良反应,对患者吸入装置的参数以及吸入过程中是否加其他药物等方面进行调整	3.12	1.37	1	5
药师提供转诊服务,转诊到合适的医疗卫生机构或团队	2.80	1.37	1	5
药师提供适量的非药物保健信息,帮助患者进行自身健康管理	2.68	1.46	1	5
戒烟服务	2.74	1.39	1	5
疾病筛查	3.31	1.48	1	5
紧急激素避孕	2.79	1.35	1	5
免疫接种	2.99	1.47	1	5
与(偏远地区)基层医疗机构建立远程连接,提供远程监督、处方审核、用药咨询等服务	3.64	1.39	1	5
教育患者如何与医生沟通用药史	2.65	1.46	1	5

(2)药学服务项目需要的各类资源差距的比较分析:22项药学服务项目需要的上述5种资源中,得分均值从高到低依次为药师质量、专业技术、药师数量、多学科合作、专业设施。通过单因素方差分析发现

P 值为 0.000,5 种资源差距具有统计学意义(表 6-8)。通过 Tukey 法(表 6-9)对 5 种资源之间进行两两比较,发现部分资源两两之间差异存在着统计学意义;在寻找同质子集的输出(表 6-10)中,发现上述 5 种资源大致可以分为 3 组,多学科合作为 1 组,专业设施为 1 组,药师质量、专业技术、药师数量为 1 组。由此可以认为,在药学服务项目提供方面,总体而言,药师质量、专业技术、药师数量比多学科合作与专业设施更为重要。Tukey 法是一种非计划的多重比较方法,其只有在方差分析得到有统计学意义的 F 值之后才有必要进行,应用这种方法要求各组样本含量相同。

表 6-8   药学服务项目需要的资源

药学服务项目	药师数量	药师质量	多学科合作	专业技术	专业设施	总分	排序
慢性病患者血糖、血脂等指标测定,危险因素的分析,必要时调整患者用药方案	4.07	**4.44**	4.14	4.21	3.52	20.38	1
参与药物治疗方案的讨论	3.67	**4.65**	4.44	4.37	3.05	20.18	2
慢性病患者结构化、持续性的用药评估,并撰写评估报告	3.94	**4.53**	4.16	4.26	3.01	19.90	3
询问药史,撰写药历,分析并评估患者用药,撰写用药报告,给出建议	3.95	4.31	3.99	**4.38**	2.95	19.58	4
常规咨询:如最佳服药时间、用法用量、注意事项、使用疗程、不良反应、药品质量的识别、存放保管等	**4.52**	4.15	3.52	4.20	3.11	19.50	5

续表

药学服务项目	药师数量	药师质量	多学科合作	专业技术	专业设施	总分	排序
参与查房	3.59	**4.65**	4.16	4.28	2.78	19.46	6
专门咨询:如向同时使用多种药品、用药依从性差、用药后出现不良反应的患者提供咨询	4.03	**4.40**	3.84	4.18	2.88	19.33	7
与(偏远地区)基层医疗机构建立远程连接,提供远程监督、处方审核、用药咨询等服务	3.80	**4.06**	3.73	3.99	3.64	19.22	8
用药装置调节:如使用吸入装置,根据患者吸入过程中是否出现支气管痉挛等不良反应,对患者吸入装置的参数以及吸入过程中是否加其他药物等方面进行调整	4.09	**4.16**	3.46	3.95	3.12	18.78	9
对长期服药患者,进行用药、饮食、运动等方面的指导	3.96	**4.06**	3.80	3.95	2.86	18.63	10
专题宣传:向患者宣传抗生素滥用危害、中药的正确使用方式等	**4.16**	4.14	3.37	3.95	2.80	18.42	11
常识宣传:向患者宣传处方药、OTC药品的使用,药物不良反应,健康饮食,特殊人群的用药注意事项等	**4.36**	4.04	3.58	3.67	2.77	18.42	11

续表

药学服务项目	药师数量	药师质量	多学科合作	专业技术	专业设施	总分	排序
药品器械使用的患者协助：如药品器械使用效果差和无效的患者的使用指导、药品器械安全合理的储存、用完或过期器械的处理	**4.09**	3.80	3.42	3.85	3.12	18.28	13
了解家庭用药情况，指导家庭用药	**4.23**	3.91	3.60	3.86	2.49	18.09	14
教育患者如何与医生沟通用药史	**4.11**	3.80	3.56	3.83	2.65	17.95	15
药师提供转诊服务，转诊到合适的医疗卫生机构或团队	3.41	**4.01**	3.68	3.74	2.80	17.64	16
推荐安全经济有效药物	**3.98**	3.88	3.46	3.74	2.53	17.59	17
药师提供适量的非药物保健信息，帮助患者进行自身健康管理	**4.17**	3.86	3.20	3.64	2.68	17.55	18
疾病筛查	3.35	**3.74**	3.54	3.59	3.31	17.53	19
免疫接种	3.31	3.33	3.14	**3.45**	2.99	16.22	20
紧急激素避孕	**3.49**	3.42	3.06	3.43	2.79	16.19	21
戒烟服务	**3.42**	3.26	2.90	3.23	2.74	15.55	22
均值	3.895	4.027	3.625	3.898	2.936	18.381	—
标准差	0.343	0.388	0.389	0.320	0.290	1.302	
最小值	3.31	3.26	2.90	3.23	2.49	15.55	—

续表

药学服务项目	药师数量	药师质量	多学科合作	专业技术	专业设施	总分	排序
最大值	4.52	4.65	4.44	4.38	3.64	20.38	—
单因素方差分析(F 值/P 值)	35.006/0.000					—	

注:每一项药学服务项目中资源得分最高的一项加粗表示。

表 6-9　多重比较

组别		均值差	标准误	显著性	95% 置信区间	
					下限	上限
药师数量	专业设施	0.95955	0.10494	0.000	0.6682	1.2508
药师质量	多学科合作	0.40227	0.10494	0.002	0.1110	0.6936
药师质量	专业设施	1.09136	0.10494	0.000	0.8001	1.3827
多学科合作	专业设施	0.68909	0.10494	0.000	0.3978	0.9804
专业技术	专业设施	0.96182	0.10494	0.000	0.6705	1.2531

注:均值差的显著性水平为 0.05,此表仅显示有显著性差异的结果。

表 6-10　资源同质子集

组别	N	alpha=0.05 的子集		
		1	2	3
专业设施	22	2.9359		
多学科合作	22		3.6250	
药师数量	22		3.8955	3.8955
专业技术	22		3.8977	3.8977
药师质量	22			4.0273
显著性		1.000	0.078	0.718

注:显示同质子集中的组均值。

2. 药学服务项目需要的资源分项目分析

从各药学服务项目在这 5 种资源方面得分的高低(表 6-8)可以看出:大部分药学服务项目相对于多学科合作、专业设施,更需要高质量、具有较高专业技术或者数量多的药师。

3. 药学服务项目需要的资源排序

表 6-8 显示,各药学服务项目的资源总分范围为 15.55~20.38。排名前六位的药学服务项目分别为:慢性病患者血糖、血脂等指标测定,危险因素的分析,必要时调整患者用药方案;参与药物治疗方案的讨论;慢性病患者结构化、持续性的用药评估,并撰写评估报告;询问药史,撰写药历,分析并评估患者用药,撰写用药报告,给出建议;常规咨询;参与查房。

(二)上海药学服务项目需要的资源分析

1. 药学服务项目需要的资源总体分析

(1)药学服务项目需要的各类资源的描述性分析:药师数量、药师质量、多学科合作、专业技术、专业设施的描述性结果见表 6-11 至表 6-15,并根据各类资源合计的总分进行排序(表 6-16)。

表 6-11 药学服务项目需要的药师数量

药学服务项目	药师数量			
	均值	标准差	最小值	最大值
询问药史,撰写药历,分析并评估患者用药,撰写用药报告,给出建议	3.90	1.09	2	5
参与药物治疗方案的讨论	3.57	1.16	1	5
参与查房	3.81	1.21	2	5

续表

药学服务项目	药师数量			
	均值	标准差	最小值	最大值
患者监测：临床监测，如血压监测；监测药物相关问题，如日剂量、相互作用、重复用药、禁忌证、过敏反应、依从性等	4.29	1.01	2	5
常规咨询：如最佳服药时间、用法用量、注意事项、使用疗程、不良反应、药品质量的识别、存放保管等	4.43	0.93	2	5
专门咨询：如向同时使用多种药品、用药依从性差、用药后出现不良反应的患者提供咨询	4.19	0.87	2	5
常识宣传：向患者宣传处方药、OTC 药品的使用，药物不良反应，健康饮食，特殊人群的用药注意事项，如何与医生沟通用药史等	4.57	0.68	3	5
专题宣传：向患者宣传抗生素滥用危害、中药的正确使用方式等	3.76	1.09	2	5
推荐安全经济有效药物	3.71	1.06	2	5
清理家庭药箱	4.33	0.97	2	5
了解家庭用药情况，指导家庭用药	4.38	0.92	2	5
慢性病患者结构化、持续性的用药评估，并撰写评估报告	4.29	0.90	2	5
慢性病患者血糖、血脂等指标测定，危险因素的分析，必要时调整患者用药方案	4.38	0.92	2	5
对长期服药患者，进行用药、饮食、运动等方面的指导	4.29	0.96	2	5

续表

药学服务项目	药师数量			
	均值	标准差	最小值	最大值
药品器械使用的患者协助:如药品器械使用效果差和无效的患者的使用指导、药品器械安全合理的储存、用完或过期器械的处理	3.90	1.09	2	5
用药装置调节:如使用吸入装置,根据患者吸入过程中是否出现支气管痉挛等不良反应,对患者吸入装置的参数以及吸入过程中是否加其他药物等方面进行调整	3.95	1.07	2	5
药师提供转诊服务,转诊到合适的医疗卫生机构或团队	3.29	1.27	1	5
药师提供适量的非药物保健信息,帮助患者进行自身健康管理	3.95	1.12	2	5
戒烟服务	3.38	1.43	1	5
疾病筛查	3.33	1.32	1	5
紧急激素避孕	3.05	1.40	1	5
免疫接种	3.24	1.34	1	5
与(偏远地区)基层医疗机构建立远程连接,提供远程监督、处方审核、用药咨询等服务	3.86	0.96	2	5

表 6-12　药学服务项目需要的药师质量

药学服务项目	药师质量			
	均值	标准差	最小值	最大值
询问药史,撰写药历,分析并评估患者用药,撰写用药报告,给出建议	4.33	0.80	3	5
参与药物治疗方案的讨论	4.71	0.64	3	5

药学服务项目	药师质量			
	均值	标准差	最小值	最大值
参与查房	4.38	0.92	2	5
患者监测：临床监测，如血压监测；监测药物相关问题，如日剂量、相互作用、重复用药、禁忌证、过敏反应、依从性等	4.48	0.75	3	5
常规咨询：如最佳服药时间、用法用量、注意事项、使用疗程、不良反应、药品质量的识别、存放保管等	4.24	0.83	3	5
专门咨询：如向同时使用多种药品、用药依从性差、用药后出现不良反应的患者提供咨询	4.57	0.68	3	5
常识宣传：向患者宣传处方药、OTC药品的使用，药物不良反应，健康饮食，特殊人群的用药注意事项，如何与医生沟通用药史等	3.90	0.89	3	5
专题宣传：向患者宣传抗生素滥用危害、中药的正确使用方式等	4.29	0.96	2	5
推荐安全经济有效药物	4.10	1.00	2	5
清理家庭药箱	3.48	0.93	2	5
了解家庭用药情况，指导家庭用药	3.90	0.94	2	5
慢性病患者结构化、持续性的用药评估，并撰写评估报告	4.48	0.75	3	5
慢性病患者血糖、血脂等指标测定，危险因素的分析，必要时调整患者用药方案	4.62	0.50	4	5
对长期服药患者，进行用药、饮食、运动等方面的指导	3.86	0.85	3	5

药学服务项目	药师质量			
	均值	标准差	最小值	最大值
药品器械使用的患者协助:如药品器械使用效果差和无效的患者的使用指导、药品器械安全合理的储存、用完或过期器械的处理	3.43	0.98	2	5
用药装置调节:如使用吸入装置,根据患者吸入过程中是否出现支气管痉挛等不良反应,对患者吸入装置的参数以及吸入过程中是否加其他药物等方面进行调整	4.00	1.05	2	5
药师提供转诊服务,转诊到合适的医疗卫生机构或团队	4.19	1.08	1	5
药师提供适量的非药物保健信息,帮助患者进行自身健康管理	3.52	1.17	1	5
戒烟服务	2.76	1.34	1	5
疾病筛查	3.67	1.53	1	5
紧急激素避孕	3.76	1.48	1	5
免疫接种	3.52	1.36	1	5
与(偏远地区)基层医疗机构建立远程连接,提供远程监督、处方审核、用药咨询等服务	4.43	0.98	1	5

表 6-13 药学服务项目需要的多学科合作

药学服务项目	多学科合作			
	均值	标准差	最小值	最大值
询问药史,撰写药历,分析并评估者用药,撰写用药报告,给出建议	3.95	1.02	2	5
参与药物治疗方案的讨论	4.43	0.75	3	5

续表

药学服务项目	多学科合作			
	均值	标准差	最小值	最大值
参与查房	4.10	1.04	2	5
患者监测：临床监测，如血压监测；监测药物相关问题，如日剂量、相互作用、重复用药、禁忌证、过敏反应、依从性等	4.10	1.00	2	5
常规咨询：如最佳服药时间、用法用量、注意事项、使用疗程、不良反应、药品质量的识别、存放保管等	3.71	1.35	1	5
专门咨询：如向同时使用多种药品、用药依从性差、用药后出现不良反应的患者提供咨询	3.76	1.37	1	5
常识宣传：向患者宣传处方药、OTC药品的使用，药物不良反应，健康饮食，特殊人群的用药注意事项，如何与医生沟通用药史等	3.76	1.26	1	5
专题宣传：向患者宣传抗生素滥用危害、中药的正确使用方式等	3.38	1.47	1	5
推荐安全经济有效药物	3.71	1.31	1	5
清理家庭药箱	3.00	1.58	1	5
了解家庭用药情况，指导家庭用药	3.52	1.50	1	5
慢性病患者结构化、持续性的用药评估，并撰写评估报告	4.38	0.97	2	5
慢性病患者血糖、血脂等指标测定，危险因素的分析，必要时调整患者用药方案	4.48	0.93	2	5
对长期服药患者，进行用药、饮食、运动等方面的指导	3.81	1.17	1	5

续表

药学服务项目	多学科合作			
	均值	标准差	最小值	最大值
药品器械使用的患者协助:如药品器械使用效果差和无效的患者的使用指导、药品器械安全合理的储存、用完或过期器械的处理	3.19	1.44	1	5
用药装置调节:如使用吸入装置,根据患者吸入过程中是否出现支气管痉挛等不良反应,对患者吸入装置的参数以及吸入过程中是否加其他药物等方面进行调整	3.43	1.40	1	5
药师提供转诊服务,转诊到合适的医疗卫生机构或团队	4.19	1.03	1	5
药师提供适量的非药物保健信息,帮助患者进行自身健康管理	3.33	1.46	1	5
戒烟服务	3.10	1.55	1	5
疾病筛查	3.71	1.38	1	5
紧急激素避孕	3.43	1.57	1	5
免疫接种	3.33	1.39	1	5
与(偏远地区)基层医疗机构建立远程连接,提供远程监督、处方审核、用药咨询等服务	4.00	1.10	2	5

表 6-14 药学服务项目需要的专业技术

药学服务项目	专业技术			
	均值	标准差	最小值	最大值
询问药史,撰写药历,分析并评估患者用药,撰写用药报告,给出建议	4.38	0.74	3	5
参与药物治疗方案的讨论	4.67	0.66	3	5

续表

药学服务项目	专业技术			
	均值	标准差	最小值	最大值
参与查房	4.38	0.86	2	5
患者监测：临床监测，如血压监测；监测药物相关问题，如日剂量、相互作用、重复用药、禁忌证、过敏反应、依从性等	4.57	0.60	3	5
常规咨询：如最佳服药时间、用法用量、注意事项、使用疗程、不良反应、药品质量的识别、存放保管等	4.38	0.80	3	5
专门咨询：如向同时使用多种药品、用药依从性差、用药后出现不良反应的患者提供咨询	4.67	0.58	3	5
常识宣传：向患者宣传处方药、OTC药品的使用，药物不良反应，健康饮食，特殊人群的用药注意事项，如何与医生沟通用药史等	4.33	0.73	3	5
专题宣传：向患者宣传抗生素滥用危害、中药的正确使用方式等	4.33	0.86	3	5
推荐安全经济有效药物	4.29	0.78	3	5
清理家庭药箱	4.14	1.01	2	5
了解家庭用药情况，指导家庭用药	4.24	0.83	3	5
慢性病患者结构化、持续性的用药评估，并撰写评估报告	4.57	0.68	3	5
慢性病患者血糖、血脂等指标测定，危险因素的分析，必要时调整患者用药方案	4.67	0.48	4	5
对长期服药患者，进行用药、饮食、运动等方面的指导	4.29	0.90	2	5

续表

药学服务项目	专业技术			
	均值	标准差	最小值	最大值
药品器械使用的患者协助:如药品器械使用效果差和无效的患者的使用指导、药品器械安全合理的储存、用完或过期器械的处理	3.71	1.06	2	5
用药装置调节:如使用吸入装置,根据患者吸入过程中是否出现支气管痉挛等不良反应,对患者吸入装置的参数以及吸入过程中是否加其他药物等方面进行调整	4.10	1.04	2	5
药师提供转诊服务,转诊到合适的医疗卫生机构或团队	4.29	1.06	1	5
药师提供适量的非药物保健信息,帮助患者进行自身健康管理	3.71	1.15	2	5
戒烟服务	3.14	1.46	1	5
疾病筛查	3.67	1.43	1	5
紧急激素避孕	3.90	1.37	1	5
免疫接种	3.57	1.33	1	5
与(偏远地区)基层医疗机构建立远程连接,提供远程监督、处方审核、用药咨询等服务	4.48	0.68	3	5

表 6-15 药学服务项目需要的专业设施

药学服务项目	专业设施			
	均值	标准差	最小值	最大值
询问药史,撰写药历,分析并评估患者用药,撰写用药报告,给出建议	3.81	1.17	2	5
参与药物治疗方案的讨论	3.71	1.23	1	5

续表

药学服务项目	专业设施			
	均值	标准差	最小值	最大值
参与查房	3.71	1.27	1	5
患者监测：临床监测，如血压监测；监测药物相关问题，如日剂量、相互作用、重复用药、禁忌证、过敏反应、依从性等	4.24	1.04	2	5
常规咨询：如最佳服药时间、用法用量、注意事项、使用疗程、不良反应、药品质量的识别、存放保管等	3.86	1.20	1	5
专门咨询：如向同时使用多种药品、用药依从性差、用药后出现不良反应的患者提供咨询	3.95	1.12	2	5
常识宣传：向患者宣传处方药、OTC 药品的使用，药物不良反应，健康饮食，特殊人群的用药注意事项，如何与医生沟通用药史等	3.67	1.20	1	5
专题宣传：向患者宣传抗生素滥用危害、中药的正确使用方式等	3.57	1.12	1	5
推荐安全经济有效药物	3.33	1.24	1	5
清理家庭药箱	3.29	1.38	1	5
了解家庭用药情况，指导家庭用药	3.52	1.36	1	5
慢性病患者结构化、持续性的用药评估，并撰写评估报告	3.86	1.20	1	5
慢性病患者血糖、血脂等指标测定，危险因素的分析，必要时调整患者用药方案	4.05	1.12	1	5
对长期服药患者，进行用药、饮食、运动等方面的指导	3.71	1.42	1	5

续表

药学服务项目	专业设施			
	均值	标准差	最小值	最大值
药品器械使用的患者协助:如药品器械使用效果差和无效的患者的使用指导、药品器械安全合理的储存、用完或过期器械的处理	3.52	1.44	1	5
用药装置调节:如使用吸入装置,根据患者吸入过程中是否出现支气管痉挛等不良反应,对患者吸入装置的参数以及吸入过程中是否加其他药物等方面进行调整	3.90	1.37	1	5
药师提供转诊服务,转诊到合适的医疗卫生机构或团队	3.67	1.35	1	5
药师提供适量的非药物保健信息,帮助患者进行自身健康管理	3.14	1.39	1	5
戒烟服务	2.81	1.44	1	5
疾病筛查	3.38	1.56	1	5
紧急激素避孕	3.33	1.43	1	5
免疫接种	3.43	1.36	1	5
与(偏远地区)基层医疗机构建立远程连接,提供远程监督、处方审核、用药咨询等服务	4.33	1.06	1	5

（2）药学服务项目需要的各类资源差距的比较分析:23 项药学服务项目需要的上述 5 种资源中,得分均值从高到低依次为专业技术、药师质量、药师数量、多学科合作、专业设施。通过单因素方差分析发现 P 值为 0.000,5 种资源差距具有统计学意义（表 6-16）。通过 Tukey 法（表 6-17）对 5 种资源之间进行两两比较,发现药师质量与专业设施、多学科合作与专业技术、专业技术与专业设施之间差异存在统计学意

义;在寻找同质子集的输出(表6-18)中,发现上述5种资源大致可以分为3组,但这3组之间存在重叠;通过3组的显著性数值,可以把多学科合作、专业设施、药师数量分为1组,药师质量、专业技术各分为1组。由此可以认为,在药学服务项目提供方面,总体而言,专业技术、药师质量比药师数量、专业设施与多学科合作更为重要。

表6-16 药学服务项目需要的资源

药学服务项目	药师数量	药师质量	多学科合作	专业技术	专业设施	总分	排序
慢性病患者血糖、血脂等指标测定,危险因素的分析,必要时调整患者用药方案	4.38	4.62	4.48	**4.67**	4.05	22.20	1
患者监测:临床监测,如血压监测;监测药物相关问题,如日剂量、相互作用、重复用药、禁忌证、过敏反应、依从性等	4.29	4.48	4.10	**4.57**	4.24	21.68	2
慢性病患者结构化、持续性的用药评估,并撰写评估报告	4.29	4.48	4.38	**4.57**	3.86	21.58	3
专门咨询:如向同时使用多种药品、用药依从性差、用药后出现不良反应的患者提供咨询	4.19	4.57	3.76	**4.67**	3.95	21.14	4
与(偏远地区)基层医疗机构建立远程连接,提供远程监督、处方审核、用药咨询等服务	3.86	4.43	4.00	**4.48**	4.33	21.10	5
参与药物治疗方案的讨论	3.57	**4.71**	4.43	4.67	3.71	21.09	6

续表

药学服务项目	药师数量	药师质量	多学科合作	专业技术	专业设施	总分	排序
常规咨询:如最佳服药时间、用法用量、注意事项、使用疗程、不良反应、药品质量的识别、存放保管等	**4.43**	4.24	3.71	4.38	3.86	20.62	7
参与查房	3.81	**4.38**	4.10	**4.38**	3.71	20.38	8
询问药史,撰写药历,分析并评估患者用药,撰写用药报告,给出建议	3.90	4.33	3.95	**4.38**	3.81	20.37	9
常识宣传:向患者宣传处方药、OTC药品的使用,药物不良反应,健康饮食,特殊人群的用药注意事项,如何与医生沟通用药史等	**4.57**	3.90	3.76	4.33	3.67	20.23	10
对长期服药患者,进行用药、饮食、运动等方面的指导	**4.29**	3.86	3.81	**4.29**	3.71	19.96	11
药师提供转诊服务,转诊到合适的医疗卫生机构或团队	3.29	4.19	4.19	**4.29**	3.67	19.63	12
了解家庭用药情况,指导家庭用药	**4.38**	3.90	3.52	4.24	3.52	19.56	13

续表

药学服务项目	药师数量	药师质量	多学科合作	专业技术	专业设施	总分	排序
用药装置调节:如使用吸入装置,根据患者吸入过程中是否出现支气管痉挛等不良反应,对患者吸入装置的参数以及吸入过程中是否加其他药物等方面进行调整	3.95	4.00	3.43	**4.10**	3.90	19.38	14
专题宣传:向患者宣传抗生素滥用危害、中药的正确使用方式等	3.76	4.29	3.38	**4.33**	3.57	19.33	15
推荐安全经济有效药物	3.71	4.10	3.71	**4.29**	3.33	19.14	16
清理家庭药箱	**4.33**	3.48	3.00	4.14	3.29	18.24	17
疾病筛查	3.33	3.67	**3.71**	3.67	3.38	17.76	18
药品器械使用的患者协助:如药品器械使用效果差和无效的患者的使用指导、药品器械安全合理的储存、用完或过期器械的处理	**3.90**	3.43	3.19	3.71	3.52	17.75	19
药师提供适量的非药物保健信息,帮助患者进行自身健康管理	**3.95**	3.52	3.33	3.71	3.14	17.65	20

续表

药学服务项目	药师数量	药师质量	多学科合作	专业技术	专业设施	总分	排序
紧急激素避孕	3.05	3.76	3.43	**3.90**	3.33	17.47	21
免疫接种	3.24	3.52	3.33	**3.57**	3.43	17.09	22
戒烟服务	**3.38**	2.76	3.10	3.14	2.81	15.19	23
均值	3.907	4.027	3.730	4.195	3.643	19.502	—
标准差	0.438	0.481	0.425	0.402	0.351	1.751	
最小值	3.05	2.76	3.00	3.14	2.81	15.19	
最大值	4.57	4.71	4.48	4.67	4.33	22.20	
单因素方差分析(F 值/P 值)	6.401/0.000						—

注:每一项药学服务项目中资源得分最高的一项加粗表示;上海与武汉问卷的药学服务项目略有不同,相比于武汉的问卷,上海的问卷中增加了"患者监测""清理家庭药箱",将"教育患者如何与医生沟通用药史"与"常识宣传"合并为同一项目。

表 6-17　多重比较

组别		均值差	标准误	显著性	95% 置信区间	
					下限	上限
药师质量	专业设施	0.38391	0.12431	0.021	0.0391	0.7287
多学科合作	专业技术	−0.46435	0.12431	0.003	−0.8091	−0.1196
专业技术	专业设施	0.55174	0.12431	0.000	0.2070	0.8965

注:均值差的显著性水平为 0.05,此表仅显示有显著性差异的结果。

表 6-18　资源同质子集

组别	N	alpha＝0.05 的子集		
		1	2	3
专业设施	23	3.6430		
多学科合作	23	3.7304	3.7304	
药师数量	23	3.9065	3.9065	3.9065
药师质量	23		4.0270	4.0270
专业技术	23			4.1948
显著性		0.219	0.127	0.147

注：显示同质子集中的组均值。

2.药学服务项目需要的资源分项目分析

从各药学服务项目在这 5 种资源方面得分的高低（表 6-16）可以看出：①常规咨询；常识宣传；了解家庭用药情况，指导家庭用药；清理家庭药箱；药品器械使用的患者协助；药师提供适量的非药物保健信息，帮助患者进行自身健康管理；戒烟服务这几项药学服务项目，相对于药师质量、多学科合作、专业技术、专业设施，更需要药师数量。②疾病筛查相对于药师数量、药师质量、专业技术、专业设施，更需要多学科合作。③其余各项药学服务项目，相对于药师数量、多学科合作、专业设施，更需要药师质量和专业技术，并且上述大部分药学服务项目专业技术得分比药师质量更高。参与药物治疗方案的讨论，无论是横向比较还是纵向比较，药师一致认为该项药学服务项目对药师质量需求最大。

3.药学服务项目需要的资源排序

表 6-16 显示，各药学服务项目的资源总分范围为 15.19～22.20。排名前六位的药学服务项目分别为：慢性病患者血糖、血脂等指标测定，危险因素的分析，必要时调整患者用药方案；患者监测；慢性病患者

结构化、持续性的用药评估,并撰写评估报告;专门咨询;与(偏远地区)基层医疗机构建立远程连接,提供远程监督、处方审核、用药咨询等服务;参与药物治疗方案的讨论。

4. 上海与武汉药学服务项目资源分析不同比较

上海与武汉药学服务项目资源分析结果略有不同,主要体现在以下三个方面:一是得分均值的排序略有不同,武汉顺序为药师质量、专业技术、药师数量、多学科合作、专业设施,上海顺序为专业技术、药师质量、药师数量、多学科合作、专业设施;二是资源分组不同,武汉把专业设施分为 1 组,多学科合作分为 1 组,药师质量、专业技术、药师数量分为 1 组;上海把多学科合作、专业设施、药师数量分为 1 组,药师质量、专业技术各分为 1 组;三是资源总分排名前六位的药学服务项目及顺序不同,但是"慢性病患者血糖、血脂等指标测定,危险因素的分析,必要时调整患者用药方案""慢性病患者结构化、持续性的用药评估,并撰写评估报告""参与药物治疗方案的讨论"这三项药学服务都排进了前六位。

四、药学服务项目发挥的作用分析

各项药学服务项目发挥的作用的主要咨询对象为上海 21 位临床药师。

(一)药学服务项目发挥的作用总体分析

(1)药学服务项目发挥的各类作用的描述性分析:提升药物安全性与可及性作用、治疗作用、预防作用、促进良好医患关系作用的描述性结果可见表 6-19 至表 6-22,并根据作用合计的总分进行排序(表6-23)。

表 6-19　药学服务项目发挥提升药物安全性与可及性作用

药学服务项目	提升药物安全性与可及性作用			
	均值	标准差	最小值	最大值
询问药史,撰写药历,分析并评估患者用药,撰写用药报告,给出建议	4.62	0.59	3	5
参与药物治疗方案的讨论	4.76	0.54	3	5
参与查房	4.38	1.02	2	5
患者监测:临床监测,如血压监测;监测药物相关问题,如日剂量、相互作用、重复用药、禁忌证、过敏反应、依从性等	4.81	0.51	3	5
常规咨询:如最佳服药时间、用法用量、注意事项、使用疗程、不良反应、药品质量的识别、存放保管等	4.76	0.44	4	5
专门咨询:如向同时使用多种药品、用药依从性差、用药后出现不良反应的患者提供咨询	4.81	0.51	3	5
常识宣传:向患者宣传处方药、OTC 药品的使用,药物不良反应,健康饮食,特殊人群的用药注意事项,如何与医生沟通用药史等	4.62	0.67	3	5
专题宣传:向患者宣传抗生素滥用危害、中药的正确使用方式等	4.52	0.68	3	5
推荐安全经济有效药物	4.43	0.81	3	5
清理家庭药箱	4.62	0.59	3	5
了解家庭用药情况,指导家庭用药	4.62	0.67	3	5
慢性病患者结构化、持续性的用药评估,并撰写评估报告	4.71	0.56	3	5

续表

药学服务项目	提升药物安全性与可及性作用			
	均值	标准差	最小值	最大值
慢性病患者血糖、血脂等指标测定,危险因素的分析,必要时调整患者用药方案	4.76	0.44	4	5
对长期服药患者,进行用药、饮食、运动等方面的指导	4.76	0.44	4	5
药品器械使用的患者协助:如药品器械使用效果差和无效的患者的使用指导、药品器械安全合理的储存、用完或过期器械的处理	4.33	0.86	2	5
用药装置调节:如使用吸入装置,根据患者吸入过程中是否出现支气管痉挛等不良反应,对患者吸入装置的参数以及吸入过程中是否加其他药物等方面进行调整	4.67	0.58	3	5
药师提供转诊服务,转诊到合适的医疗卫生机构或团队	4.05	1.07	1	5
药师提供适量的非药物保健信息,帮助患者进行自身健康管理	3.81	0.93	2	5
戒烟服务	3.52	1.33	1	5
疾病筛查	3.81	1.21	1	5
紧急激素避孕	3.95	1.32	1	5
免疫接种	4.14	1.15	1	5
与(偏远地区)基层医疗机构建立远程连接,提供远程监督、处方审核、用药咨询等服务	4.52	0.81	2	5

表 6-20　药学服务项目发挥治疗作用

药学服务项目	治疗作用			
	均值	标准差	最小值	最大值
询问药史,撰写药历,分析并评估患者用药,撰写用药报告,给出建议	4.38	0.86	2	5
参与药物治疗方案的讨论	4.67	0.58	3	5
参与查房	4.29	0.85	2	5
患者监测:临床监测,如血压监测;监测药物相关问题,如日剂量、相互作用、重复用药、禁忌证、过敏反应、依从性等	4.67	0.58	3	5
常规咨询:如最佳服药时间、用法用量、注意事项、使用疗程、不良反应、药品质量的识别、存放保管等	4.67	0.66	3	5
专门咨询:如向同时使用多种药品、用药依从性差、用药后出现不良反应的患者提供咨询	4.67	0.66	3	5
常识宣传:向患者宣传处方药、OTC 药品的使用,药物不良反应,健康饮食,特殊人群的用药注意事项,如何与医生沟通用药史等	4.48	0.81	2	5
专题宣传:向患者宣传抗生素滥用危害、中药的正确使用方式等	4.14	0.96	2	5
推荐安全经济有效药物	4.05	0.97	2	5
清理家庭药箱	4.05	1.24	2	5
了解家庭用药情况,指导家庭用药	4.19	0.93	2	5
慢性病患者结构化、持续性的用药评估,并撰写评估报告	4.62	0.67	3	5

续表

药学服务项目	治疗作用			
	均值	标准差	最小值	最大值
慢性病患者血糖、血脂等指标测定,危险因素的分析,必要时调整患者用药方案	4.62	0.50	4	5
对长期服药患者,进行用药、饮食、运动等方面的指导	4.62	0.59	3	5
药品器械使用的患者协助:如药品器械使用效果差和无效的患者的使用指导、药品器械安全合理的储存、用完或过期器械的处理	4.19	0.93	2	5
用药装置调节:如使用吸入装置,根据患者吸入过程中是否出现支气管痉挛等不良反应,对患者吸入装置的参数以及吸入过程中是否加其他药物等方面进行调整	4.67	0.58	3	5
药师提供转诊服务,转诊到合适的医疗卫生机构或团队	4.33	1.02	1	5
药师提供适量的非药物保健信息,帮助患者进行自身健康管理	3.57	1.12	2	5
戒烟服务	3.67	1.28	1	5
疾病筛查	3.57	1.36	1	5
紧急激素避孕	3.76	1.34	1	5
免疫接种	3.71	1.19	1	5
与(偏远地区)基层医疗机构建立远程连接,提供远程监督、处方审核、用药咨询等服务	4.43	0.81	2	5

表 6-21　药学服务项目发挥预防作用

药学服务项目	预防作用			
	均值	标准差	最小值	最大值
询问药史,撰写药历,分析并评估患者用药,撰写用药报告,给出建议	4.10	1.04	2	5
参与药物治疗方案的讨论	4.33	0.91	2	5
参与查房	4.19	1.08	2	5
患者监测:临床监测,如血压监测;监测药物相关问题,如日剂量、相互作用、重复用药、禁忌证、过敏反应、依从性等	4.52	0.75	2	5
常规咨询:如最佳服药时间、用法用量、注意事项、使用疗程、不良反应、药品质量的识别、存放保管等	4.52	0.81	2	5
专门咨询:如向同时使用多种药品、用药依从性差、用药后出现不良反应的患者提供咨询	4.62	0.74	2	5
常识宣传:向患者宣传处方药、OTC 药品的使用,药物不良反应,健康饮食,特殊人群的用药注意事项,如何与医生沟通用药史等	4.52	0.68	3	5
专题宣传:向患者宣传抗生素滥用危害、中药的正确使用方式等	4.52	0.68	3	5
推荐安全经济有效药物	4.19	0.87	3	5
清理家庭药箱	4.33	0.97	2	5
了解家庭用药情况,指导家庭用药	4.29	0.96	2	5
慢性病患者结构化、持续性的用药评估,并撰写评估报告	4.38	0.74	3	5

续表

药学服务项目	预防作用			
	均值	标准差	最小值	最大值
慢性病患者血糖、血脂等指标测定,危险因素的分析,必要时调整患者用药方案	4.52	0.51	4	5
对长期服药患者,进行用药、饮食、运动等方面的指导	4.48	0.68	3	5
药品器械使用的患者协助:如药品器械使用效果差和无效的患者的使用指导、药品器械安全合理的储存、用完或过期器械的处理	4.14	0.91	2	5
用药装置调节:如使用吸入装置,根据患者吸入过程中是否出现支气管痉挛等不良反应,对患者吸入装置的参数以及吸入过程中是否加其他药物等方面进行调整	4.38	0.74	3	5
药师提供转诊服务,转诊到合适的医疗卫生机构或团队	4.19	1.08	1	5
药师提供适量的非药物保健信息,帮助患者进行自身健康管理	3.81	1.08	2	5
戒烟服务	3.76	1.26	1	5
疾病筛查	3.86	1.20	1	5
紧急激素避孕	3.95	1.16	1	5
免疫接种	3.90	1.18	1	5
与(偏远地区)基层医疗机构建立远程连接,提供远程监督、处方审核、用药咨询等服务	4.48	0.81	2	5

表 6-22　药学服务项目发挥促进良好医患关系作用

药学服务项目	促进良好医患关系作用			
	均值	标准差	最小值	最大值
询问药史,撰写药历,分析并评估患者用药,撰写用药报告,给出建议	4.24	0.94	2	5
参与药物治疗方案的讨论	4.43	0.87	3	5
参与查房	4.48	0.87	2	5
患者监测:临床监测,如血压监测;监测药物相关问题,如日剂量、相互作用、重复用药、禁忌证、过敏反应、依从性等	4.67	0.58	3	5
常规咨询:如最佳服药时间、用法用量、注意事项、使用疗程、不良反应、药品质量的识别、存放保管等	4.76	0.54	3	5
专门咨询:如向同时使用多种药品、用药依从性差、用药后出现不良反应的患者提供咨询	4.67	0.66	3	5
常识宣传:向患者宣传处方药、OTC 药品的使用,药物不良反应,健康饮食,特殊人群的用药注意事项,如何与医生沟通用药史等	4.71	0.56	3	5
专题宣传:向患者宣传抗生素滥用危害、中药的正确使用方式等	4.57	0.81	2	5
推荐安全经济有效药物	4.33	0.73	3	5
清理家庭药箱	4.62	0.59	3	5
了解家庭用药情况,指导家庭用药	4.57	0.68	3	5
慢性病患者结构化、持续性的用药评估,并撰写评估报告	4.52	0.68	3	5

续表

药学服务项目	促进良好医患关系作用			
	均值	标准差	最小值	最大值
慢性病患者血糖、血脂等指标测定,危险因素的分析,必要时调整患者用药方案	4.52	0.68	3	5
对长期服药患者,进行用药、饮食、运动等方面的指导	4.76	0.44	4	5
药品器械使用的患者协助:如药品器械使用效果差和无效的患者的使用指导、药品器械安全合理的储存、用完或过期器械的处理	4.33	0.91	2	5
用药装置调节:如使用吸入装置,根据患者吸入过程中是否出现支气管痉挛等不良反应,对患者吸入装置的参数以及吸入过程中是否加其他药物等方面进行调整	4.48	0.87	2	5
药师提供转诊服务,转诊到合适的医疗卫生机构或团队	4.05	1.20	1	5
药师提供适量的非药物保健信息,帮助患者进行自身健康管理	4.00	1.14	1	5
戒烟服务	3.48	1.21	1	5
疾病筛查	3.81	1.25	1	5
紧急激素避孕	3.86	1.31	1	5
免疫接种	3.86	1.15	1	5
与(偏远地区)基层医疗机构建立远程连接,提供远程监督、处方审核、用药咨询等服务	4.10	1.34	1	5

(2）药学服务项目发挥的各类作用差距的比较分析：23 项药学服务项目在上述 4 项作用中，得分均值从高到低依次为提升药物安全性与可及性作用、促进良好医患关系作用、治疗作用、预防作用。通过单因素方差分析发现 P 值为 0.283，4 项作用的差距均无统计学意义（表6-23）。由此可以认为，总体而言，药学服务项目的提供在提升药物安全性与可及性、治疗、预防、促进良好医患关系方面均发挥着同等重要的作用。

表 6-23　药学服务项目发挥的作用

药学服务项目	提升药物安全性与可及性作用	治疗作用	预防作用	促进良好医患关系作用	总分	排序
专门咨询：如向同时使用多种药品、用药依从性差、用药后出现不良反应的患者提供咨询	4.81	4.67	4.62	4.67	18.77	1
常规咨询：如最佳服药时间、用法用量、注意事项、使用疗程、不良反应、药品质量的识别、存放保管等	4.76	4.67	4.52	4.76	18.71	2
患者监测：临床监测，如血压监测；监测药物相关问题，如日剂量、相互作用、重复用药、禁忌证、过敏反应、依从性等	4.81	4.67	4.52	4.67	18.67	3
对长期服药患者，进行用药、饮食、运动等方面的指导	4.76	4.62	4.48	4.76	18.62	4

续表

药学服务项目	提升药物安全性与可及性作用	治疗作用	预防作用	促进良好医患关系作用	总分	排序
慢性病患者血糖、血脂等指标测定,危险因素的分析,必要时调整患者用药方案	**4.76**	4.62	4.52	4.52	18.42	5
常识宣传:向患者宣传处方药、OTC药品的使用,药物不良反应,健康饮食,特殊人群的用药注意事项,如何与医生沟通用药史等	4.62	4.48	4.52	**4.71**	18.33	6
慢性病患者结构化、持续性的用药评估,并撰写评估报告	**4.71**	4.62	4.38	4.52	18.23	7
用药装置调节:如使用吸入装置,根据患者吸入过程中是否出现支气管痉挛等不良反应,对患者吸入装置的参数以及吸入过程中是否加其他药物等方面进行调整	**4.67**	**4.67**	4.38	4.48	18.20	8
参与药物治疗方案的讨论	**4.76**	4.67	4.33	4.43	18.19	9
专题宣传:向患者宣传抗生素滥用危害、中药的正确使用方式等	4.52	4.14	4.52	**4.57**	17.75	10
了解家庭用药情况,指导家庭用药	**4.62**	4.19	4.29	4.57	17.67	11
清理家庭药箱	**4.62**	4.05	4.33	**4.62**	17.62	12

续表

药学服务项目	提升药物安全性与可及性作用	治疗作用	预防作用	促进良好医患关系作用	总分	排序
与（偏远地区）基层医疗机构建立远程连接，提供远程监督、处方审核、用药咨询等服务	**4.52**	4.43	4.48	4.10	17.53	13
参与查房	4.38	4.29	4.19	**4.48**	17.34	14
询问药史，撰写药历，分析并评估患者用药，撰写用药报告，给出建议	**4.62**	4.38	4.10	4.24	17.34	15
推荐安全经济有效药物	**4.43**	4.05	4.19	4.33	17.00	16
药品器械使用的患者协助：如药品器械使用效果差和无效的患者的使用指导、药品器械安全合理的储存、用完或过期器械的处理	**4.33**	4.19	4.14	**4.33**	16.99	17
药师提供转诊服务，转诊到合适的医疗卫生机构或团队	4.05	**4.33**	4.19	4.05	16.62	18
免疫接种	**4.14**	3.71	3.90	3.86	15.61	19
紧急激素避孕	**3.95**	3.76	**3.95**	3.86	15.52	20
药师提供适量的非药物保健信息，帮助患者进行自身健康管理	3.81	3.57	3.81	**4.00**	15.19	21
疾病筛查	3.81	3.57	**3.86**	3.81	15.05	22
戒烟服务	3.52	3.67	**3.76**	3.48	14.43	23
最小值	3.52	3.57	3.76	3.48	14.43	—

续表

药学服务项目	提升药物安全性与可及性作用	治疗作用	预防作用	促进良好医患关系作用	总分	排序
最大值	4.81	4.67	4.62	4.76	18.77	—
均值	4.434	4.262	4.260	4.340	17.296	—
标准差	0.375	0.387	0.261	0.354	1.305	—
单因素方差分析（F值/P值）	1.289/0.283				—	—

注：加粗表示每一项药学服务项目中作用最大的一个数值。

（二）药学服务项目发挥的作用分项目分析

由表 6-23 可知，各项药学服务项目发挥的作用得分差别很小（除了"清理家庭药箱""询问药史，撰写药历，分析并评估患者用药，撰写用药报告，给出建议"这 2 项药学服务项目外，其他药学服务项目在各作用方面均值的差值不超过 0.5）。药师认为药学服务项目最为突出的作用为提升药物安全性与可及性。

（三）药学服务项目发挥的作用排序

表 6-23 显示，各项药学服务项目的作用总分范围为 14.43～18.77。排名前六位的药学服务分别为：①专门咨询；②常规咨询；③患者监测；④对长期服药患者，进行用药、饮食、运动等方面的指导；⑤慢性病患者血糖、血脂等指标测定，危险因素的分析，必要时调整患者用药方案；⑥常识宣传。

其中对长期服药患者，进行用药、饮食、运动等方面的指导；常识宣传这两项药学服务项目所需资源并未排在前六位，但是其产生的作用却较大（排在前六位）。其他药学服务项目产生的作用基本与之前所需要的资源对应,即所需要的资源总分排名较靠前,其作用的总分排名也较靠前。

五、家庭医生签约药学服务清单细化

目前,国内药学服务项目开展不足,药房的服务模式依旧以供应保障为主;同时缺乏相应补偿、激励机制,进一步限制了药学服务的开展。基于资源需求程度来区分服务包将为制定合理的补偿、激励机制提供依据,促进家庭医生签约药学服务的开展。

从各项药学服务项目的总分排序并结合其在 5 种资源方面得分的高低可以对纳入家庭医生签约服务包的药学服务项目进一步细化,如在本研究中,根据上海药学服务项目资源分析,对药学服务项目进行如下细分。

(1) 可以考虑将资源总分排名第 1～6 项药学服务项目放入较为高级的药学服务包,该 6 项药学服务项目都需要较高的专业技术及较高水平的药师。现阶段,这几项服务主要在大医院病房开展得较好,部分社区病房也开展了慢性病方面相关的药学服务;如"参与药物治疗方案讨论"与"专门咨询"对药师本身的专业水平要求很高,在上海的社区卫生服务中心,这方面的服务仍处于起步阶段。

(2) 可以考虑将资源总分排名第 7～16 项药学服务项目放入中级药学服务包,这几项药学服务项目更需要较多的药师数量,或者相对而言所需药师技术水平低一些。现阶段,除"药师提供转诊服务,转诊到合适的医疗卫生机构或团队"这项服务项目外,其他几项药学服务项目在上海的社区基本均有开展,但有些项目开展得并不充分,有待进一步加强。

(3) 可以考虑将资源总分排名第 17～23 项放入初级药学服务包,

除"疾病筛查""紧急激素避孕""免疫接种"外(因其主要来源于国外药学服务实践),其他几项药学服务侧重于对药师数量的要求,对其他资源的要求相对较低。本研究从资源的角度对服务包细化进行了一些探索,当然,进一步的研究也可从其他角度考虑进一步细化药学服务包,如从不同的疾病、不同的人群、药学服务需求的大小等角度设置不同的药学服务包,从而更好地满足社区居民的健康需求。

 本章小结

上海家庭医生签约药学服务清单实证:对上海 21 位医院及社区的临床药师进行调查发现:

(1)建议纳入家庭医生签约服务包情况:排除对药学服务项目不了解的药师人数,各项药学服务项目建议纳入家庭医生签约服务包的药师比例均在 70% 以上。其中,患者监测;专门咨询;常规咨询;对长期服药患者进行用药、饮食、运动等方面的指导;了解家庭用药情况,指导家庭用药;用药装置调节;推荐安全经济有效药物;药品器械使用的患者协助这 8 项药学服务建议纳入的比例达到了 100%。

(2)上海药学服务项目资源分析:①23 项药学服务项目需要的 5 种资源中,得分均值从高到低依次为专业技术、药师质量、药师数量、多学科合作、专业设施;并且 5 种资源差距具有统计学意义。通过 Tukey 法对 5 种资源之间进行两两比较,可以把多学科合作、专业设施、药师数量分为 1 组,药师质量、专业技术各分为 1 组。②从各药学服务项目在这 5 个资源方面得分的高低可以看出大部分药学服务项目相对于多学科合作、专业设施,更需要高质量、具有较高专业技术或者数量多的药师。③资源总分排名前六位的药学服务项目分别为：慢性病患者血糖、血脂等指标测定，危险因素的分析，必要时调整患者用药方案；患者监测；慢性病患者结构化、持续性的用药评估，并撰写评估报告；专门咨询；与（偏远地区）基层医疗机构建立远程连接，提供远程监督、处方审核、用药咨询等服务；参与药物治疗方案的讨论。④可考虑从各项药学服务项目的资源总分并结合各药学服务项目在这5种资源方面得分的高低对纳入家庭医生签约服务包的药学服务项目进一步细化。将资源总分较高的放在更为高级的服务包里。

（3）药学服务项目作用分析：①23项药学服务项目的上述4项作用中，得分均值从高到低分别为提升药物安全性与可及性作用、促进良好医患关系作用、治疗作用、预防作用；并且4项作用的差距均无统计学意义。②从各药学服务项目在4个作用方面得分的高低可以看出药师认为药学服务最为突出的作用为提升药物安全性与可及性。③作用总分排名前六位的药学服务分别为：专门咨询；常规咨询；患者监测；对长期服药患者进行用药、饮食、运动等方面的指导；慢性病患者血糖、血脂等指标测定，危险因素的分析，必要时调整患者用药方案；常识宣传。

武汉家庭医生签约药学服务清单实证：对武汉81位医院药师只进行了药学服务项目的资源评价，武汉资源分析结果与上海略有不同，主要体现在以下三个方面：一是得分均值的排序略有不同，武汉顺序为药师质量、专业技术、药师数量、多学科合作、专业设施，上海顺序为专业技术、药师质量、药师数量、多学科合作、专业设施；二是资源分组不同，武汉把专业设施分为1组，多学科合作分为1组，药师质量、专业技术、药师数量分为1组；上海把多学科合作、专业设施、药师数量分为1组，药师质量、专业技术各分为1组；三是资源总分排名前六位的药学服务项目及顺序不同，但是"慢性病患者血糖、血脂等指标测定，危险因

素的分析,必要时调整患者用药方案""慢性病患者结构化、持续性的用
药评估,并撰写评估报告""参与药物治疗方案的讨论"这三项药学服务
都排进了前六位。

  因此,各项药学服务项目均适合纳入家庭医生签约药学服务清单;
特别是患者监测、专门咨询等药学服务项目。在药学服务提供方面,药
师人力因素(药师数量、药师质量、专业技术)尤为重要;同时各项药学
服务项目均在提升药物的安全性与可及性,促进良好医患关系,治疗、
预防疾病方面发挥着重要作用。资源总分较高的药学服务项目可考虑
纳入更高级的药学服务包。

第七章

专业人员药学服务开展

本章总结了国外专业人员药学服务开展的理念、专业人员药学服务开展的原则与要求，并分析了专业人员药学服务开展的普遍程度，将为家庭医生签约药学服务的开展和普及策略提供依据。

一、国外专业人员药学服务开展的理念

(一) 澳大利亚居家用药评估服务模式(HMR模式)

HMR模式主要包括以下过程：①基于需要识别患者(比如4周前的出院患者，3个月前更换药物的患者，有药物不良反应的患者等)；②全科医生推荐患者首选的药房或药师；③药师到患者家中随访，全面了解患者用药史；④药师向医生提供用药审查结果和建议报告；⑤基于药师的用药审查报告，医生和患者制订药物治疗计划。在该理念的指导下，药师与医生合作是为了更好地制订较为完善的药物治疗方案，保障患者健康。

(二) 美国医生-药师合作服务模式

美国药师通过合作实践协议提供相关药学服务，如具有处方权力(初始、调整或终止治疗)，通过药物使用和提供合作性的药物治疗或药物管理来管理疾病；制定、解释、监测实验室检查；形成临床评估和治疗计划；提供治疗协调和其他医疗服务来预防疾病、保障健康；通过随访服务与患者形成伙伴关系。该模式的基本原理：一旦医生诊断完成，患者服务依靠药师干预——作为治疗的最主要形式。在美国，药师角色已经被极大地拓展。药师提供了多项直接或间接的患者服务，包括合作药物治疗管理(collaborative drug therapy management，CDTM)，药物管理和其他的公共卫生举措，如免疫接种、急救/灾难服务、戒烟计划、提供保健信息等。

二、专业人员药学服务开展的原则与要求

专业人员药学服务开展的原则如下。

（1）专业人做专业事（项目）。

（2）不同专业要求水平的项目可由不同专业水平的人开展。

（3）在人力数量有限、技能有限的背景下，可由非专业人做专业事。

专业人员药学服务开展的要求如下。

（1）专业技能与经验能满足药学服务需求。

（2）在人力资源缺乏地区，经过培训可由一人或少数人负责。

（3）有些项目必须各类人员均开展，如健康教育、一般咨询等。

（4）药学服务合作开展。

三、专业人员药学服务开展的普遍程度

社区开展药学服务的专业人员主要有临床药师、其他药师、医生、护士、公共卫生人员等。根据国外药学服务实践、国内药学服务提供及需求，现场调查（表 7-1）等结果总结各类人员药学服务开展的普遍程度，见表 7-2。

表 7-1　上海、广东现场调查

地区	方法	具体内容
上海	观察法	在上海 17 家医院与社区（上海交通大学医学院附属瑞金医院，复旦大学附属华东医院，上海市第六人民医院，上海市精神卫生中心，上海市胸科医院，中国人民解放军第八五医院，上海中医药大学附属龙华医院，复旦大学附属华山医院、中山医院、儿科医院、肿瘤医院、眼耳鼻喉科医院，红十字老年护理医院，打浦桥、东明路、新华街道社区卫生服务中心，古美社区卫生服务中心）进行实地考察，采用观察、拍照等形式收集机构提供的药学服务项目、内容及形式等资料
	访谈法	对 21 位临床药师进行访谈，访谈主要内容为签约服务中的药学服务提供情况、存在的问题、推广所需的条件等，探索推广家庭医生签约药学服务的条件与保障措施等
广东	访谈法与观察法	前往广东省东莞市、珠海市等社区，与全科医生进行沟通，了解该社区家庭医生签约及药学服务项目等情况

表 7-2　专业人员药学服务开展的普遍程度

项目名称		开展人员				
		临床药师	其他药师[1]	医生	护士	公共卫生人员
用药咨询与用药指导	常规咨询：如最佳服药时间，用法用量、注意事项，使用疗程，不良反应的识别，药品质量，存放保管等	++	+++++	+++++		
	专门咨询：如向同时使用多种药品、用药依从性差、用药后出现不良反应的患者提供咨询	++	+++	+++		
	对长期服药患者，进行用药、饮食、运动等方面的指导	++	+++	+++	+++	
	推荐安全经济有效药物		+++	+++		
用药宣传	常识宣传：向患者宣传处方药、OTC药品的使用、药物不良反应、健康饮食、特殊人群的用药注意事项、如何与医生沟通用药史等	++	++++	++++	+++	
	专题宣传：向患者宣传抗生素滥用危害，中药的正确使用方式等	++	++++	++++		

项目名称		开展人员				
		临床药师	其他药师[1]	医生	护士	公共卫生人员
上门服务	清理家庭药箱	++	++++			
	了解家庭用药情况，指导家庭用药	++	++++			
药品器械使用的患者协助	如药品器械使用效果差和无效的患者的使用指导，药品器械安全合理的储存、用完或过期器械的处理	++	+++			
用药装置调节	如使用吸入装置，根据患者吸入过程中是否出现支气管等不良反应，对患者吸入装置的参数以及吸入过程中是否加其他药物等方面进行调整	++	+++		+++	
远程药学服务	与（偏远地区）基层医疗机构建立远程连接、提供远程监督、处方审核、用药咨询等服务[2]		++			

续表

项目名称	开展人员				
	临床药师	其他药师[1]	医生	护士	公共卫生人员
慢性病患者结构化、持续性的用药评估，并撰写评估报告	++		++++	++	
询问药史、撰写药历、分析并评估患者用药，撰写用药报告，给出建议	++		++++		
参与药物治疗方案的讨论	++		+++++		
参与查房	++		+++++		
患者监测　临床监测，如血压监测；监测药物相关问题，如日剂量、相互作用、重复用药、禁忌证、过敏反应、依从性等[3]	++		++++	++++	
转诊权力　提供转诊服务，转诊到合适的医疗卫生机构或团队		+	+++++		
及相关的处方决策权　慢性病患者血糖、血脂等指标监测定、危险因素的分析，必要时调整患者用药方案		+	++++	++++	

续表

项目名称		开展人员				
		临床药师	其他药师[1]	医生	护士	公共卫生人员
公共卫生相关的服务	提供适量的非药物保健信息、帮助		＋	＋＋＋	＋＋＋	＋＋＋
	患者进行自身健康管理		＋	＋＋＋	＋＋＋	＋＋＋
	戒烟服务		＋	＋＋＋＋＋＋	＋＋＋＋＋＋	＋＋＋＋＋＋＋
	疾病筛查		＋	＋＋＋＋＋		
	紧急激素避孕		＋	＋＋＋＋	＋＋＋＋＋	＋＋＋＋＋＋＋
	免疫接种		＋	＋＋＋＋	＋＋＋＋＋	＋＋＋＋＋＋＋

注：普遍程度 国外＋，国内普遍程度极低（试点）＋＋，国内中普遍程度低＋＋＋，国内普遍程度中＋＋＋＋，国内普遍程度高＋＋＋＋＋。上述各项药学服务项目在国外基本均有实践，其中部分药学服务项目由于国内国外也有实践；上述部分评级有一定的主观性。

[1] 其他药师包括社区的职称药师及药房的执业药师；[2] 我国远程药学相关服务仅限于部分连锁药店的执业药师开展的远程审方工作；[3] 不同的监测项目是由不同的专业人员负责，比如血压、血糖、体温这种常规监测主要由护士负责、血药浓度监测主要由药师负责。

本章小结

　　本章总结了国外专业人员药学服务开展的理念,即药学服务合作开展;同时总结了专业人员药学服务开展的原则与要求,包括"专业人做专业事""在人力资源有限、技能有限的背景下,可由非专业人做专业事"等原则,"专业技能与经验能满足药学服务需求""在人力资源缺乏地区,经过培训可由一人或少数人负责"等要求。

　　根据文献(国外药学服务实践、国内药学服务提供及需求)、现场调查(现场观察与访谈)等结果评价临床药师、其他药师、医生、护士、公共卫生人员等开展药学服务项目的普遍程度,发现各项药学服务由药师(包括临床药师与其他药师)开展的普遍程度均不是很高,其由医生、护士或者公共卫生人员开展的普遍程度相对较高。

CHAPTER

8

第八章

国内典型家庭医生签约服务与药学服务实践

本章通过文献、现场考察等方式收集、整理、总结了典型的家庭医生签约服务与药学服务实践,将为家庭医生签约药学服务的开展和普及策略提供依据。

一、典型家庭医生签约服务模式

主要总结北京市家庭医生式服务模式、上海市"1+1+1"签约服务模式、深圳市罗湖医院集团下的家庭医生式服务模式等典型家庭医生签约服务模式。

(一)北京市家庭医生式服务模式

1. 服务模式

2010 年,北京市在全国率先提出社区医疗的家庭医生式服务模式,该服务以开展社区卫生服务团队为核心,以居民健康管理为主要内容,在充分告知、自愿签约、自由选择、规范服务的原则下,社区卫生服务团队与服务家庭签订协议,与居民建立相对稳定的服务关系,为居民提供主动、连续、综合的健康责任制管理服务。北京市卫生局、人力资源和社会保障局印发的《北京市社区卫生家庭医生式服务工作方案》(京卫基层字〔2011〕10 号),对于社区卫生家庭医生式服务的工作原则、工作目标、人员配置和服务方式、服务内容等均做出了规定,有利于在全市范围内推广家庭医生式服务模式。

目前已经出台的一系列关于家庭医师的政策中,与药学相关的项目包括 2016 年 105 种用于治疗高血压、糖尿病、冠心病、脑血管病的大医院常用药可在社区卫生服务中心开出。同时,签约家庭医生的患者,可以在社区 1 次拿 2 个月用量的治疗慢性病的药;对于医疗保险社区目录新增用于治疗高血压、糖尿病、冠心病、脑卒中的药品,取消个人先行负担的10％的费用。

（1）纵向全科医生团队、设立专病护士：北京市西城区德胜社区卫生服务中心2012年底重新打造家庭医生式服务新模式——纵向全科医生团队、设立专病护士。①纵向全科医生团队：纳入北京大学第一医院的专家团队，为全科医生的日常诊疗、疾病管理提供切实有力的技术支持。团队成员包括全科医生、社区护士、护士助理、药师；其中药师负责药事咨询，完善团队服务。②设立专病护士：德胜社区卫生服务中心设立糖尿病、慢性阻塞性肺疾病专病护士。专病护士的职责与普通社区护士相同，不同的是专病护士经过综合性医院3个月的脱岗专科培训，具有较高的专业知识水平。除一般生活方式指导外，糖尿病专病护士更加强调糖尿病足的预防和检查；慢性阻塞性肺疾病专病护士更加强调指导患者进行家庭氧疗和诊断后的呼吸康复训练。

（2）"三站式"家庭医生式服务模式：北京市海淀区青龙桥社区卫生服务中心每支家庭医生团队配备1～2名全科医生，1名中医医生，1～2名社区护士，1～2名防保人员，1名医技人员，1名药剂人员。全科服务团队以全科医生为核心，医护防三类人员为骨干，其他专业人员承担团队工作的支持和后勤保障任务。

该社区形成了"三站式"家庭医生式服务模式，通过中心、下设社区卫生服务站、家庭医生式服务工作站三种平台为辖区居民近距离地提供卫生服务（社区卫生服务中心在中心及下设的5个社区卫生服务站辐射周边居委会开展家庭医生式服务的基础上，在距离中心较远且未设置社区卫生服务站的社区与居委会共同建立了10个家庭医生式服务工作站），开展健康教育、健康促进、医疗咨询、预约转诊、生活方式干预、慢性病管理、中医体质辨识、中医养生指导、计划生育指导及心理咨询等服务。

2．提供的药学服务项目

根据北京市典型地区的家庭医生签约服务实践及相关政策，发现其主要提供的药学服务项目如下所示。

（1）用药咨询。

（2）合理用药指导。

（3）慢性病管理：主要是由社区护士和全科医生配合完成辖区慢性病患者的规范化管理。纳入慢性病管理的患者每年要接受4次面对面的随访，对于定期在中心和社区卫生服务站就诊的患者，全科医生在诊疗同时完成其慢性病随访并记录。全科医生在慢性病随访时给予患者个性化的健康指导、危险因素干预，为其制订饮食、运动方案，每年免费为患者进行1次健康体检。

（4）上门服务：优先面向重病卧床的患者、高龄空巢老年人、失独老年人、离休干部、残疾老年人等，上门为其进行一对一的健康教育、用药指导、康复指导、防压疮指导、防跌倒教育及物理体检、血糖测量等。

（5）慢性病长处方与延伸处方：签约家庭医生的患者，可以在社区1次拿2个月用量的治疗慢性病的药；105种用于治疗高血压、糖尿病、冠心病、脑血管病的大医院常用药可在社区卫生服务中心开出。

（6）用药优惠：对于医疗保险社区目录新增用于治疗高血压、糖尿病、冠心病、脑卒中的药品，取消个人先行负担的10％的费用。

3．团队组成

北京市社区家庭医生团队一般由全科医生、社区护士、防保人员3人组成。有条件的地区会在家庭医生团队中纳入药师、护士助理、中医医生、健康教育人员、康复医生、心理咨询师等其他医疗服务提供者。同时依托卫生纵向资源，将三级医院专业医疗服务提供者纳入家庭医生团队,如北京市西城区德胜社区卫生服务中心的纵向全科医生团队等(表8-1)。

(二)上海市"1+1+1"签约服务模式

1. 服务模式

上海市"1+1+1"签约服务模式(居民可自愿选择一名家庭医生签约,并可再从全市范围内选择一家区级医院、一家市级医院进行签约),将为社区居民提供慢性病长处方、延伸处方等更加便捷的药学服务;同时加强社区临床药师队伍建设,开展基本药物和"自选药品"管理使用的培训工作,促进社区合理用药;采取第三方物流配送形式,将药品配送到社区卫生服务中心、服务站、居民就近的药房以及居民家里等地点,实现对社区居民针对性用药需求的满足。

2. 提供的药学服务项目

根据上海市典型地区的家庭医生签约服务实践及相关政策,发现其主要提供的药学服务项目如下。

(1)慢性病长处方、延伸处方:开具药品长处方、延伸处方后,药企定时将药物配送到服务站、托管药房或患者家中。

(2)健康评估:中心平均每2~3年对签约家庭每个成员进行健康评估,形成家庭健康报告,报告包含生活方式的改变、用药情况、情绪管理等内容。根据健康报告,对签约家庭实行分层管理。

(3)健康管理:提供定点预约门诊、定点咨询、健康教育、定点健康检测等服务。

(4)疾病筛查:如糖尿病筛查、大肠癌筛查、肿瘤筛查。

(5)免疫接种:老年人肺炎疫苗接种。

(6)高血压随访、建立健康档案。

表 8-1 北京市家庭医生签约药学服务实践

典型地区	服务模式	团队组成	家庭医生服务中相关的药学服务项目
北京市西城区德胜社区卫生服务中心	纵向全科医生团队，设立专病护士	纵向全科医生团队成员包括全科医生、社区护士、护士助理、药师	药师负责药事咨询，完善团队服务
北京市西城区陶然亭社区卫生服务中心	"全科医生团队式、契约式"的家庭医生服务模式	团队成员由1名全科医生、1名社区护士、1名预防保健人员等组成	合理用药指导；慢性病用药可优惠（对于社区医疗保险目录新增用于治疗高血压、糖尿病、脑卒中等的药品，取消个人先行负担的10%的费用）

典型地区	服务模式	团队组成	家庭医生服务中相关的药学服务项目
北京市海淀区青龙桥社区卫生服务中心	以全科医生为核心，以全科服务团队为载体，依托中心内部资源、社区资源、社区卫生纵向资源和资源向签约居民提供的支撑，为签约居民提供健康管理服务；"三站式"家庭医生式服务模式	每支团队配备1～2名全科医生、1名中医医生、1～2名社区护士、1～2名防保人员、1名医技人员、1名药剂人员。全科团队以全科医生为核心、医护防三类专业人员为骨干、其他专业人员承担团队工作支持和后勤保障任务	开展健康教育、健康促进、医疗咨询、预约转诊、生活方式干预等服务。慢性病管理：主要是由社区护士和全科医生配合完成辖区慢性病患者的规范化管理。纳入慢性病管理的患者每年要接受4次面对面的随访。对于定期在中心和社区卫生服务站就诊的患者，全科医生在诊同时完成其慢性病随访并记录。全科医生在慢性病随访时给予患者个性化的健康指导，危险因素干预，为其制订饮食、运动方案，每年免费为患者进行1次健康体检。上门服务：优先面向重病卧床的患者、高龄空巢老年人、失独老年人、离休干部、残疾老年人等，上门为其进行一对一的健康教育、用药指导、康复指导、防压疮指导、防跌倒教育及物理体检、血糖测量等

续表

典型地区	服务模式	团队组成	家庭医生服务中相关的药学服务项目
北京市丰台区方庄社区卫生服务中心	团队式服务模式	每个团队由全科医生3名、社区护士2名、健康教育人员1名、康复医生1名和心理咨询师1名组成	对居民开展健康教育，对常见疾病进行健康干预。加强慢性病患者的管理工作，对于特殊人群实行个案管理，定期体检，定期随访。对空巢、行动不便并有需求的居民提供上门健康咨询和指导服务

3. 团队组成

上海市的签约服务团队主要是全科医生和护士,药师并没有纳入签约服务团队。但是也有社区通过结对帮扶等形式,邀请三级医院临床药师与家庭医生团队一起下社区开展相关药学服务活动。目前,上海市的社区临床药师培训仍处于起步阶段,2016 年底开始第一批的临床药师培训,因此社区临床药师专业素质有待提高,临床实践经验仍存在不足。

4. 信息化管理

静安区南京西路街道社区卫生服务中心通过移动应用"健康云",使居民可以随时享受家庭医生的服务,家庭医生可以随时了解签约对象的健康信息。信息化的平台有利于家庭医生团队更好地掌握签约对象信息,从而提供相关的药学服务。

5. 卫生纵向资源利用

杨浦区殷行社区卫生服务中心在家庭医生服务的基础上,建立社区专科门诊;中心与辖区内上海交通大学医学院附属新华医院、长海医院、上海市杨浦区中心医院等相关专科合作,为家庭医生的健康管理提供专业知识支持;有利于提高家庭医生的专业素质,从而更好地提供相关的药学服务。

6. 中医药特色

徐汇区枫林街道社区卫生服务中心、杨浦区殷行社区卫生服务中心将中医药理念融入社区卫生服务中,融入健康教育、慢性病管理中,使得社区家庭医生团队能够更好地提供服务(表 8-2)。

(三)深圳市罗湖医院集团下的家庭医生式服务模式

1. 服务模式

深圳市罗湖区的模式是一种医院集团下的家庭医生式服务模式,

表 8-2 上海市家庭医生签约药学服务实践

典型地区	团队组成	药学服务提供	相关特色
徐汇区枫林街道社区卫生服务中心	"家庭医生＋助手"	慢性病长处方、延伸处方；疾病筛查：糖尿病眼底摄片筛查、大肠癌筛查；65 岁以上老年人体检；老年人肺炎疫苗接种	中医科为徐汇区医学特色专科，中心结合家庭医生服务和市中医药特色舒缓疗护，将中医文化理念和适宜技术融入社区卫生服务中
徐汇区田林街道社区卫生服务中心	—	慢性病长处方、延伸处方；健康评估与管理：中心平均每年对签约家庭每个成员进行健康评估，形成家庭健康报告、报告包含生活方式的改变、用药情况、情绪管理等内容。根据健康报告、对签约家庭实行分层管理	家庭医生的支持平台：支持平台包括技术支持平台、管理平台、医改管理平台等多个平台。同时，中心根据用户提出的新需求，开发和优化信息化平台，如批量随访功能、待办业务提醒等功能的实现

—— 193

续表

典型地区	团队组成	药学服务提供	相关特色
杨浦区殷行社区卫生服务中心	将中医、全科医生充实到家庭医生队伍	慢性病长处方、延伸处方、开具药品长处方、延伸处方后，药企定时将药物配送到服务站，托管药房或患者家中；健康管理：提供定点门诊、定点健康咨询、健康检测等服务	中西融合：将中医服务中的养生保健理念融入健康教育、慢性病管理等服务中，开展"健康之道"、健身操推广等活动。全专结合：在家庭医生服务的基础上，建立社区专科门诊。中心与辖区内上海交通大学医学院附属新华医院、长海医院、上海市杨浦区中心医院等相关健康管理专科合作，为家庭医生的健康管理提供专业知识支持和双向转诊通道
静安区石门二路街道社区卫生服务中心	—	慢性病长处方、延伸处方、对在社区卫生服务中心开具延伸处方的患者来说，可享受药品直接配送到家中的服务；社区卫生服务中心负责审方、开处方、配药、收费；家庭医生承担高血压随访、糖尿病筛查、肿瘤筛查、建立健康档案等任务	—

续表

典型地区	团队组成	药学服务提供	相关特色
静安区南京西路街道社区卫生服务中心	—	慢性病长处方、延伸处方	通过移动应用"健康云"，居民可以随时享受家庭医生的服务，家庭医生可以随时了解签约对象的健康信息
黄浦区打浦桥街道社区卫生服务中心	医院的临床药师加入医生团队	定期下社区为社区居民进行用药知识的宣教、用药咨询等相关的药学服务	—

注：上海市古美社区卫生服务中心开展了"创业临床知识库系统"，其主要包括中成药等知识库与事前监控功能，在医生开处方时其具体监控提醒的内容有疾病禁用慎用药，给药期间监测指标，药物相互作用，特殊人群（儿童、老年人、哺乳、妊娠期妇女）用药，药物剂量知识支持，以便于其开具处方。

医院集团组建家庭医生服务团队,同时来自医院集团的专家建立专科工作室,为社区居民提供健康管理等服务。

2. 提供的药学服务项目

深圳市罗湖区提供的药学服务项目主要如下:慢性病管理,如高血压、糖尿病、重性精神病等慢性病实行首席专家制,罗湖区聘请相应领域的专家专职负责辖区内慢性病居民的健康管理。慢性病预防;健康管理、健康保健、预防保健服务,康复护理等。

3. 团队组成

家庭医生团队成员除了全科医生,还有专科医生、公共卫生人员、护理骨干、营养师、心理咨询师、健康管理师等;2018 年罗湖医院集团组建了 300 多个家庭医生服务团队。

4. 卫生纵向资源利用

罗湖医院集团充分利用卫生纵向资源,深圳市罗湖区是一种医院集团下的家庭医生式服务模式,来自医院集团的专家建立专科工作室,参与家庭医生服务团队和居民健康管理。

5. 医保协同

深圳市罗湖区以家庭医生签约服务为抓手,改革医保费用管理方式,核定签约参保人本年度医保基金支付总额,实行"总额管理、结余奖励"的医保费用管理方式;医保的协同改革,有利于完善家庭医生签约服务的激励、保障机制。

6. 专科医生工作室制度

深圳市罗湖区率先启动了专科医生工作室制度:2016 年 11 月,首批 13 名来自罗湖医院集团的专家分别在罗湖区文华社康和东门街道社康中心建立了专科工作室。除了开展相应专科诊疗服务外,还可以参与家庭医生服务团队和居民健康管理,为社康中心提供咨询、会诊和专科技术指导,参与开展健康教育和疾病预防工作,联合开展科研和组织专业技术培训等。

(四)四川省成都市以患者为中心的主动健康管理服务模式

1. 服务模式

成都市武侯区于 2013 年开始对基层医疗服务模式进行转型,借鉴了美国的基层服务转型实践经验——以患者为中心的家庭式医疗服务(PCMH)模式。PCMH 模式倡导加强医患沟通以提供全面的、协同的、循证的、跨专科的医疗卫生服务,并通过 10 余年在美国 30 多个州的成功试点,被奥巴马医改法案采纳。

2014 年,在充分学习 PCMH 模式案例和本地情况调研的基础上,成都市武侯区于当年底在某社区卫生服务中心开始家庭医生有偿签约服务的试点工作,作为 PCMH 模式在本地的初步摸索,这一阶段签约患者数仅有 14 人。2017 年 6 月,为响应国家政策号召,13 家社区卫生服务中心开始实行家庭医生基础签约(A 类包)和有偿签约(C 类包),至 2018 年 11 月,全区基础签约与有偿签约总人数达到 12 万人,并组建家庭医生团队 125 个。通过近 5 年的探索和实践,PCMH 模式在成都市武侯区实现本土化,称为以患者为中心的主动健康管理服务(PCAC)模式。目前,该区的 PCAC 模式下家庭医生签约服务以信息化系统为支撑,以个性化健康管理和主动化人群管理为主要特点,服务内容涵盖基本医疗、公共卫生和健康管理,不仅能向签约人员提供连续化、个体化的医疗卫生服务,最大程度覆盖患者的健康需求,更能在动态监测疾病管理效果的基础上实现批量主动预约、主动提醒,在进一步提升患者获益的同时,也减轻了医疗卫生人员的工作负担、提高了工作效率。

2. 提供的药学服务项目——慢性病管理

成都市武侯区糖尿病患者基础签约（A类包）和有偿签约（C类包）的项目内容见表8-3。A类包属于政府基本公共卫生经费全额付费的签约服务，而C类包是在患者已签约A类包的基础上，根据其个性化需求，与基层医疗机构及家庭医生团队签订的付费服务，C类包根据患者需求及意愿划分有多个费用等级。与A类包不同，C类包不再按疾病种类进行细分，统称为慢性病服务包。糖尿病基础服务包（A类包）的签约服务对象是35岁以上的2型糖尿病患者，在其基础上叠加的C类包与A类包签约服务对象范围相同。

表8-3　A类包与C类包基本情况比较

名　　称	服务项目内容	患者费用
慢性病基础服务包（A类包）	①建立包括基本信息、健康体检、管理记录和其他医疗服务内容的健康档案 ②每年4次免费空腹血糖检测 ③每年4次面对面随访 ④每年1次体格检查，对口腔、视力、听力和运动功能等进行判断 ⑤实施中医干预 ⑥解读健康体检结果，进行针对性健康指导	免费
慢性病服务包（C类包）	（部分） ①免除挂号费用 ②转诊绿色通道 … 根据签约居民个性化需求制定	300～1200元/(人·年)

3．信息化管理

PCMH 模式的成功依赖于完善的信息化系统，这种系统不仅是患者健康档案和就诊信息的存储器，更嵌合了标准化的循证诊疗路径，可以为医疗卫生人员提供及时的参考信息，并允许医疗卫生人员根据个人实践经验进一步完善诊疗路径。受此启发，成都市武侯区开发了类似的信息管理系统并应用于试点社区卫生服务中心，该信息系统称为签约服务平台，可提供签约注册、档案管理、健康评估、随访与预约管理、人群筛查等信息化功能。同时，实现了该系统与医疗机构的医院信息系统（HIS）、实验室信息系统（LIS）的互联互通。

（五）其他地区家庭医生签约服务实践

2016 年《关于推进家庭医生签约服务的指导意见》中明确指出的药学服务是"慢性病长处方"。以下总结了各省/市目前已开展的签约服务中药学服务的主要内容。由表 8-4 可知，目前家庭医生签约服务中已开展的药学服务项目主要为慢性病长处方、延伸处方，家庭药箱指导、便捷的药品配送、用药优惠等。

表 8-4　家庭签约服务中已开展的药学服务

地　点	内　　容
广东省	落实长处方、延伸处方；指导签约居民定期清理家庭药箱及合理用药；做好基层医疗卫生机构与专科或综合性医疗机构慢性病用药的衔接；中药雾化吸入、药事服务费、中药康复指导；为签约居民提供健康咨询、健康教育材料发放、家庭护理和家庭康复指导、用药指导等服务；为行动不便的签约居民提供上门访视服务
武汉市	家庭医生根据上级医院医嘱开具延伸处方和长处方，一次性可开具最长 2 个月的药量；家庭药箱指导

续表

地　点	内　　容
哈尔滨市	用药方面,对于诊断明确、病情稳定、需长期服药的签约慢性病患者,可将单次配药量增加至 1 个月的用量,对于经家庭医生转诊至上级医院的签约患者,在回到基层时,视病情可继续延用上级医院处方药品(特殊药品除外)
青岛市	对于签约的慢性病患者,单次配药量可酌情增加不超过 1 个月的用量(慢性病患者每次可以多开 1 个月的药量);辖区内有需求的签约居民可在街道社区卫生服务中心购买"便民药箱"目录中的药物品种
安徽省	用药方面,对于签约的慢性病患者,家庭医生可以酌情增加单次配药量,减少患者往返开药的频次。对于下转患者,可根据病情和上级医疗机构医嘱按规定开具药物
大丰市	签约高档服务包的患者,可有针对性地免费使用在基本药物目录内治疗高血压,1、2 型糖尿病的药物

二、典型药学服务模式

全国范围内,大部分社区药师尚未成为家庭医生服务团队的成员,也较少形成专业的药学服务团队。在广东省有条件的地区,已有几支团队积极为药师推进基层医疗做出了大胆尝试,探索不同药学服务提供模式,如"家庭药师"服务模式、医药集团或医联体下的一体化药学服务模式等,依托信息化的手段,药品行业协会、医药集团或医联体资源为社区居民提供处方调配、处方审核、用药咨询、用药宣教、慢性病管理等药学服务。

(一)"家庭药师"服务模式

在广东省深圳市盐田区海山街道梧桐社区与佛山市南海区积极探

索"家庭药师"服务模式(表8-5)。

(1)深圳市盐田区海山街道梧桐社区:社区挂点药师由市药师协会统筹,以百优药师中执业药师为主。为社区居民提供日常用药咨询、健康讲座、个案和药品不良反应收集、清理家庭药箱等药学服务;并积极整合社区各类资源,对确有困难的个案患病居民群众,给予微资助,提供微帮扶。

(2)佛山市南海区:区医管局牵头,三级公立医院全部参与,向下连接基层二级、一级医院和社区卫生服务中心,形成医联体下一体化的"家庭药师"药学服务模式。来自社区卫生服务中心的获证药师被区医管局聘为家庭药师。为患者提供精简处方、建立用药管理档案、用药咨询、指导合理用药等药物治疗管理服务;为辖区慢性病患者提供上门用药指导服务。

(二)医药集团或医联体下的一体化药学服务模式

深圳市罗湖区与佛山市南海区借助医药集团或医联体的形式开展一体化的药学服务(表8-5)。

(1)深圳市罗湖区:艾隆和罗湖医院集团形成了罗湖医院集团药品一体化管理方面的合作,通过艾隆的药品一体化管理体系,在供应、调剂、使用方向上满足了院方的药品供应流程顺畅、全程可追溯、药品零库存等需求;在供应配送—院内流转/院间调拨—处方审核—药品调配—药品分发—药学支持—健康关怀流程上全面打通,使其得以顺畅流转。以"网络药师"为例,通过艾隆特有的"两化融合"体系,借助自动化和信息化手段实现了药品调剂的网上审方、自动发药。一个药师可以负责3~4个社区卫生服务中心的审方,真正解决了专业的药师下沉到社区的实践难题,破解了社康中心缺少专业药师的壁垒。

表 8-5　典型药学服务模式

典型地区	组织单位	服务模式	团队组成	药学服务提供
深圳市盐田区海山街道梧桐社区[1]	药品行业协会	社区互联网+"家庭药师"模式	社区挂点药师由市药师协会统筹,以百优药师中执业药师为主	为社区居民群众提供日常用药咨询、健康讲座、个案和药品不良反应收集,清理家庭药箱等公益性服务,免收服务费。 挂点社区的药师在定点社区每月联合专家开展一场社区健康讲座,每周一天在挂点社区为居民群众提供日常药学服务,为行动不便的居民群众提供上门用药指导和清理过期药品的服务。 社区药师药学服务点积极向居民群众派发联系卡,通过联系卡上的联系方式,居民可以在服务时间内拨打服务电话,由药师提供用药指导等咨询服务。 协会积极整合社区各类资源,对确有困难的个案患病群众,积极联系社区慈善会和社区基金会等救助渠道,根据具体情况,给予微资助,提供微帮扶。

续表

典型地区	组织单位	服务模式	团队组成	药学服务提供
	南海区医管局牵头，三级公立医院全部参与、向下连接基层二级、一级医院和社区卫生服务中心	医联体下一体化的"家庭药师"药学服务模式	来自社区卫生服务中心的获证药师[2]，被区医管局聘为家庭药师，进驻各社区卫生服务中心	为患者提供精简处方，建立用药管理档案、用药咨询，指导合理用药等药物治疗管理服务，帮助提高患者的合理用药水平，减轻患者经济负担，节约医疗成本。为辖区慢性病患者病患者提供上门用药指导服务，包括建立慢性患者用药档案，提高患者用药依从性或改正其用药习惯，定期整理家庭药箱、进行药物反应评估，提供合理用药指导等
佛山市南海区				

典型地区	组织单位	服务模式	团队组成	药学服务提供
深圳市罗湖区	艾隆和罗湖医院集团	罗湖医院集团药品一体化管理模式	艾隆提供技术服务团队、罗湖医院集团提供药学服务团队	通过艾隆的药品一体化管理体系,在供应、调剂、使用方向上满足了医院方的药品供应流程顺畅,全程可追溯;药品零库存等需求;在供应配送一院内流转/院间调拨一处方审核一药品调配一药品分发一药学支持一健康关怀流程上全面打通,使其得以顺畅流转。以"网络药师"为例,通过艾隆特有的自动化和信息化"两化融合"体系,实现了药品调剂的网上审方、自动发药,将药师从机械的药品调配工作中解放出来,为居民提供线上和面对面相结合的药学服务以保证患者的用药安全。由此,一个药师可以负责3~4个社区卫生服务中心的审方,真正解决了专业的药师下沉到社区的实践难题,破解了社区药师下沉到社区的壁垒,解决了基层医疗机构缺少专业药师的问题

续表

典型地区	组织单位	服务模式	团队组成	药学服务提供
珠海市	珠海市卫生健康局统筹协调[3]	医疗机构药学服务进社区模式	合理用药公众教育志愿者	各医疗机构组织合理用药公众教育志愿者在社区和村镇提供药学服务。与教育部门联合开展中小学校合理用药健康教育课程。配合"健康快车"乡村行活动,组织药学专家到农村开展用药宣教,送医送药到基层,普及安全用药知识

注: [1] 深圳市首家社区药师药学服务点在盐田区海山街道梧桐社区工作站揭牌,标志着深圳市社区"家庭药师"从理念变为现实。

[2] 2017年5月,南海区首届"精准用药管理"培训班开班,培训对南海区15家公立医院、10家社区卫生服务中心的30位临床药师和家庭药师,进行为期1个月的慢性病用药管理知识培训;培训班对南海区慢性病管理用药管理先进的教材参考国际经验、授课老师均为省知名的医学和药学专家,参加培训的学员通过南海区医管局考核、授予上岗证书。另外,首届"精准用药管理"培训班培训内容主要为高血压、糖尿病等慢性病用药,接下来将根据实际情况对更多疾病用药进行管理培训。

[3] 由珠海市卫生健康局统筹协调,各医疗机构组织专家编写合理用药知识讲座科普课件,整合公众教育宣传资料,建立宣传资料库,实现资源共享。各医疗机构可根据所负责片区的特点增加特色培训内容。

（2）佛山市南海区：区医管局牵头，三级公立医院全部参与，向下连接基层二级、一级医院和社区卫生服务中心，形成医联体下一体化的"家庭药师"药学服务模式。对社区卫生服务中心家庭药师进行"精准用药管理"培训，参加培训的学员通过南海区医管局考核，授予上岗证书，为患者提供药物治疗管理、慢性病管理等服务。

（三）医疗机构药学服务进社区模式

在珠海市，在珠海市卫生健康局统筹协调下，积极开展了医疗机构药学服务进社区活动。各医疗机构组织合理用药公众教育志愿者在社区和村镇提供药学服务；与教育部门联合开展中小学校合理用药健康教育课程；配合"健康快车"乡村行活动，组织药学专家到农村开展用药宣教，送医送药到基层，普及安全用药知识。

三级医院每年开展活动不少于 6 次，二级医院每年不少于 4 次，一级医院每年不少于 2 次。按照分片包干的原则，各医疗机构负责自己所在片区。要求在每次开展活动后，填写相关表格并发至卫生局，对各医疗机构的工作开展情况进行评估，表彰优秀团队、个人，批评未完成单位。

 本章小结

北京市、上海市、广东省等地积极探索家庭医生签约服务与药学服务实践。

（1）服务模式方面：北京市西城区德胜社区卫生服务中心、海淀区青龙桥社区卫生服务中心分别通过纵向全科医生团队、设立专病护士及"三站式"家庭医生式服务模式开展服务;上海市通过"1+1+1"签约服务模式为社区居民提供便捷的药学服务;深圳市罗湖区模式是一种医院集团下的家庭医生式服务模式。

(2)药学服务项目提供方面:已经开展了如下药学服务,慢性病长处方与延伸处方;清理家庭药箱;用药咨询;合理用药指导;中药雾化吸入、中药康复指导;基层医疗卫生机构与专科或综合性医疗机构慢性病用药的衔接;用药优惠;便捷的药品配送;慢性病管理;上门服务;健康评估与管理;疾病筛查;免疫接种等。

(3)团队组成方面:各地家庭医生服务团队除了全科医生、社区护士、防保人员之外,有条件的地区还纳入了药师、护士助理、中医医生、健康教育人员、康复医生、心理咨询师等其他医疗服务提供者。

(4)信息化管理方面:如静安区南京西路街道社区卫生服务中心通过移动应用"健康云",使居民可以随时享受家庭医生的服务,家庭医生可以随时了解签约对象的健康信息。

(5)卫生纵向资源利用:通过与上级医疗机构开展合作或以医联体、医疗集团的形式,使得上级医疗机构能够为社区药学服务的开展提供技术支撑。

(6)中医药特色:如徐汇区枫林街道社区卫生服务中心、杨浦区殷行社区卫生服务中心将中医药理念融入社区卫生服务中,融入健康教育、慢性病管理中。

(7)医保协同:如深圳市罗湖区以家庭医生签约服务为抓手,改革医保费用管理方式,核定签约参保人本年度医保基金支付总额,实行"总额管理、结余奖励"的医保费用管理方式。

第九章

家庭医生签约服务包效果评价

在我国,家庭医生服务的建设仍然处于起步阶段,但近几年因国家的大力支持和推行,全科医疗开始受到重视,我国对全科医疗和家庭医生服务的需求不断增加,各地也积极开展对家庭医生服务的探索。从相关文献的报道来看,许多经济水平较为发达的地区已初步建立起家庭医生式服务模式,各地患者对家庭医生服务的知晓率和满意度较高,家庭医生服务对患者的健康水平的提高具有一定程度的促进作用。以成都市为例,随着相关政策文件的发布,家庭医生签约服务自2014年起在全市范围内提上日程,并开展了包括健康体验、血糖血压血脂监测、健康教育和用药指导等的以患者为中心的主动健康管理服务(PCAC)。本章将以糖尿病患者的家庭医生签约服务为例,结合国内外研究结果和成都市家庭医生签约服务相关数据分析,评价家庭医生签约服务包的效果,以期为相关制度的进一步完善提供证据支持与参考,促进基层医疗服务能力的提升。

一、成都市某区家庭医生签约服务现状

2017年6月,成都市某区13家社区卫生服务中心开始实行家庭医生基础签约(A类包)和有偿签约(C类包),至2018年11月,全区基础签约与有偿签约总人数达到12万人,并组建家庭医生团队125个。根据《成都市统计年鉴2018》,2017年成都市某区户籍人口数为1218132人,以2020年实现家庭医生签约对居民基本覆盖的目标,按当前某区的家庭医生人力资源情况,每个团队需要覆盖约9745名居民,以实现《以全科医生为重点的基层医疗卫生队伍建设规划》中城市每万名居民有1~2名全科医生的近期目标。

二、成都市某区家庭医生签约服务包效果评价

(一) 资料与方法

资料来源为成都市某区的签约服务平台数据库,从建库起至 2019 年 1 月之间具有至少两次健康体检数据的患者资料中抽取研究样本 5265 例,提取的信息包括患者基本信息、患者在签约服务平台数据库中首次健康体检结果、患者在数据库中最后一次健康体检结果、患者在成都市某区社区卫生服务中心的历史处方记录。以患者首次健康体检数据作为基线,最后一次健康体检数据作为终点,以糖化血红蛋白 (HBA1c)、低密度脂蛋白胆固醇 (LDL-C)、收缩压 (SBP)/舒张压 (DBP) 作为主要结局指标,次要结局指标包括空腹血糖、高密度脂蛋白胆固醇 (HDL-C) 和总胆固醇 (TC)。评估过程中的统计推断方法为对连续变量使用成组 t 检验,对无序分类变量使用卡方检验,对有序分类变量使用 Wilcoxon 秩和检验。

(二) 签约患者基本信息

签约患者的社会人口学特征与慢性病特征见表 9-1。按照患者签约家庭医生服务的社区卫生服务中心是否为 2017 年之前即开始试点家庭医生签约服务的机构,将卫生服务中心所在的社区分为试点社区与非试点社区。总体而言,签约患者的平均年龄偏高,女性多于男性,均参加医疗保险,离退休人员占比最高。

表 9-1　签约患者基本信息

指标	总体	A 类包	C 类包	样本量	
				A 类包	C 类包
人数	5265 (100.00)	4871 (92.52)	394 (7.48)	4871	394
仅糖尿病	1929 (36.64)	1779 (36.52)	150 (38.07)		
糖尿病合并高血压	3336 (63.36)	3092 (63.48)	244 (61.93)		
社区地理位置				4871	394
近城中心社区	3162 (60.06)	2939 (60.34)	223 (56.60)		
远城中心社区	2103 (39.94)	1932 (39.66)	171 (43.40)		
试点社区	1514 (28.76)	1331 (27.32)	183 (46.45)	4871	394
年龄/岁, 均值 ± 标准差	71.0 ±8.7	71.0 ±8.6	70.2 ±10.5	4871	394
≤65	773 (14.68)	674 (13.84)	99 (25.13)		
>65	4492 (85.32)	4197 (86.16)	295 (74.87)		
性别				4871	394
男性	2438 (46.31)	2253 (46.25)	185 (46.95)		
女性	2827 (53.69)	2618 (53.75)	209 (53.05)		

续表

指标	总体	A 类包	C 类包	样本量	
				A 类包	C 类包
文化程度				4870	394
文盲或小学	1632	1500	132		
	(31.00)	(30.80)	(33.50)		
初中或高中	2569	2379	190		
	(48.80)	(48.85)	(48.22)		
本科及以上	1063	991	72		
	(20.19)	(20.35)	(18.27)		
职业状态				4871	394
在职	2329	2158	171		
	(44.24)	(44.30)	(43.40)		
离退休	2465	2294	171		
	(46.82)	(47.10)	(43.40)		
无业	471	419	52		
	(8.95)	(8.60)	(13.20)		
医保情况				4860	394
基本医保	5242	4851	391		
	(99.77)	(99.81)	(99.24)		
大病统筹	7	5	2		
	(0.13)	(0.10)	(0.51)		
商业保险	5	4	1		
	(0.10)	(0.08)	(0.25)		
办理门特	2697	2447	250	4871	394
	(51.23)	(50.24)	(63.45)		
婚姻状况				4871	394

续表

指标	总体	A 类包	C 类包	样本量	
				A 类包	C 类包
已婚	4609 (87.54)	4291 (88.09)	318 (80.71)		
其他	656 (12.46)	580 (11.91)	76 (19.29)		
汉族	5207 (98.90)	4821 (98.97)	386 (97.97)	4871	394
个人年收入/万元	3.58	3.60	3.5	1781	292
糖尿病病程/年	8.55	8.54	8.68	4821	392
高血压病程/年	10.88	10.86	11.13	3269	276
合并冠心病	751 (14.26)	680 (13.96)	71 (18.02)	4871	394
合并脑卒中	273 (5.19)	236 (4.85)	37 (9.39)	4871	394

注:括号里数据为占比,单位为%。

(三) 签约患者药物使用情况

签约糖尿病患者使用不同类别降糖、降压、降脂药物的情况见表9-2。可见,口服降糖药中使用最多的药品类别是磺酰脲类和双胍类;口服降糖药联用的比例超过60%,其中 C 类包患者口服降糖药联用的比例显著高于 A 类包,C 类包患者胰岛素类使用率高于 A 类包,但差异不具有统计学意义;关于胰岛素联用口服降糖药的情况,C 类包患者的联用率也明显高于 A 类包。

使用最多的降压药类别是钙离子通道阻滞剂类(CCB 类),血管紧张素受体抑制剂类(ARB类)是使用率次高的降压药类别,利尿剂类的使用率在20%以下,其中C类包患者的利尿剂类使用率明显高于A类包,使用率较低的降压药为血管紧张素转化酶抑制剂类(ACEI类),在本研究所分析样本中未见有β受体阻滞剂类降压药的使用。两类降压药联用的比例约为20%,A类包与C类包的情况基本一致;三类或三类以上降压药联用的比例较低,为10%左右,其中C类包的比例显著高于A类包。A类包HMG-CoA还原酶抑制剂类调脂药的使用率为36.71%,明显低于C类包44.67%的使用率。

　　进口药使用比例的含义是含进口药品种的类别数与每个患者总用药类别数之比,患者使用进口药的平均比例为44.74%,A类包与C类包患者差异不大。

表 9-2　患者药物使用情况

指标	总体	A类包	C类包	P值
口服降糖药				
磺酰脲类	2401(45.60)	2215(45.47)	186(47.21)	0.506
双胍类	2395(45.49)	2208(45.33)	187(47.46)	0.414
α糖苷酶抑制剂类	1857(35.27)	1692(34.74)	165(41.88)	**0.004**
噻唑烷二酮类	330(6.27)	302(6.20)	28(7.11)	0.475
氯茴苯酸类	230(4.37)	212(4.35)	18(4.57)	0.840
DPP-4抑制剂类	6(0.11)	6(0.12)	0(0)	0.486
口服降糖药联用	3314(62.94)	3047(62.55)	267(67.77)	**0.039**
胰岛素类	860(16.33)	782(16.05)	78(19.80)	0.053
口服降糖药＋胰岛素	697(13.24)	627(12.87)	70(17.77)	**0.006**
降压药				
ACEI类	224(4.25)	206(4.23)	18(4.57)	0.748

续表

指标	总体	A 类包	C 类包	P 值
ARB 类	1581(30.03)	1449(29.75)	132(33.50)	0.118
CCB 类	1975(37.51)	1811(37.18)	164(41.62)	0.080
β受体阻滞剂类	0	0	0	
利尿剂类	653(12.40)	585(12.01)	68(17.26)	**0.002**
降压药二联	1092(20.74)	1003(20.59)	89(22.59)	0.347
降压药三联及以上	444(8.43)	397(8.15)	47(11.93)	**0.009**
HMG-CoA 还原酶抑制剂类	1964(37.30)	1788(36.71)	176(44.67)	**0.002**
进口药使用比例/(%)	44.74	44.76	44.48	0.894

注:除最后一行数据外,其余行数据单位为人(%)。

(四)家庭医生签约服务包效果评估

比较全部签约患者首次健康体检结果与 2019 年 1 月前最后一次健康体检结果的差异,结果见表 9-3。可发现,总样本人群的 BMI 变化不大,但超重或肥胖率下降,吸烟率及饮酒率上升,而体育锻炼率下降。在生化指标上,家庭医生服务使样本患者的血压、血糖和血脂控制情况有改善。

表 9-3 总样本患者健康体检结果变化

指标	首次	末次	Diff	P 值
BMI	24.55	24.54	0.01	0.7786
超重或肥胖率/(%)	54.45	53.69	0.76	**0.000**
吸烟率/(%)	9.61	9.80	−0.19	**0.000**
饮酒率/(%)	15.46	16.05	−0.59	**0.000**
体育锻炼率/(%)	87.88	86.13	1.75	**0.000**
SBP/mmHg	130.0188	129.8289	0.1899	0.4489

续表

指标	首次	末次	Diff	P 值
DBP/mmHg	75.13469	75.05755	0.07714	0.6068
血压达标率/(%)	42.89	43.67	−0.78	**0.000**
HbA1c/(%)	6.816826	6.278502	0.538324	**0.000**
HbA1c 达标率/(%)	64.38	79.28	−14.9	**0.000**
空腹血糖/(mmol/L)	7.333990	7.399279	−0.065289	0.1824
LDL-C/(mmol/L)	2.589958	2.504665	0.085293	**0.000**
LDL-C 达标率/(%)	45.20	51.11	−5.91	**0.000**
HDL-C/(mmol/L)	1.284671	1.256723	0.027948	**0.000**
TC/(mmol/L)	4.695713	4.684407	0.011306	0.6043

注:Diff=首次结果−末次结果。

分析 A 类包签约患者健康体检的变化情况,结果见表 9-4。与总样本的情况一致,在 A 类包患者中,BMI 没有明显变化,但超重或肥胖率下降,吸烟率与饮酒率上升,体育锻炼率下降;而血压达标率、HbA1c 达标率及 LDL-C 达标率上升。

表 9-4　A 类包患者健康体检结果变化

指标	首次	末次	Diff	P 值
BMI	24.54718	24.52313	0.02405	0.7038
超重或肥胖率/(%)	54.52	53.78	0.74	**0.000**
吸烟率/(%)	9.18	9.46	−0.28	**0.000**
饮酒率/(%)	15.17	15.91	−0.74	**0.000**
体育锻炼率/(%)	88.33	86.55	1.78	**0.000**
SBP/mmHg	130.0296	129.8364	0.1932	0.4598
DBP/mmHg	75.12813	75.05338	0.07475	0.6319
血压达标率/(%)	42.89	43.81	−0.92	**0.000**

续表

指标	首次	末次	Diff	P值
HbA1c/(%)	6.773397	6.266263	0.507134	**0.000**
HbA1c达标率/(%)	66.38	79.28	−12.9	**0.000**
空腹血糖/(mmol/L)	7.320997	7.393439	−0.072442	0.1512
LDL-C/(mmol/L)	2.59443	2.512755	0.081675	**0.000**
LDL-C达标率/(%)	45.36	50.85	−5.49	**0.000**
HDL-C/(mmol/L)	1.282249	1.257584	0.024665	**0.0001**
TC/(mmol/L)	4.700149	4.691544	0.008605	0.7040

注:Diff=首次结果−末次结果。

分析 C 类包签约患者健康体检的变化情况,结果见表 9-5。与总样本的结果相同,在 C 类包患者中,BMI 趋于稳定,超重或肥胖率下降,吸烟率与饮酒率、体育锻炼率下降;而 HbA1c、LDL-C 达标率均上升。

虽然两组各指标的变化趋势相同,但对比 A 类包,C 类包患者的 HbA1c、LDL-C、HDL-C、TC 等指标下降的值(Diff)更大。

表 9-5　C 类包患者健康体检结果变化

指标	首次	末次	Diff	P值
BMI	24.64247	24.70875	−0.06628	0.7934
超重或肥胖率/(%)	53.55	52.79	0.76	**0.000**
吸烟率/(%)	14.97	13.96	1.01	**0.000**
饮酒率/(%)	19.04	17.77	1.27	**0.000**
体育锻炼率/(%)	82.49	80.96	1.53	**0.000**
SBP/mmHg	129.886	129.736	0.150	0.8666
DBP/mmHg	75.21574	75.10914	0.1066	0.8432
血压达标率/(%)	42.89	41.88	1.01	**0.001**

指标	首次	末次	Diff	P 值
HbA1c/(%)	7.093626	6.371579	0.722047	**0.000**
HbA1c 达标率/(%)	51.65	75.66	−24.01	**0.000**
空腹血糖/(mmol/L)	7.499857	7.471979	0.027878	0.8880
LDL-C/(mmol/L)	2.532697	2.404645	0.128052	**0.0383**
LDL-C 达标率/(%)	43.15	54.31	−11.16	**0.000**
HDL-C/(mmol/L)	1.315667	1.246081	0.069586	**0.0024**
TC/(mmol/L)	4.638939	4.596183	0.042756	0.5980

注:Diff=首次结果−末次结果。

(五)两种服务包健康管理效果的对比

两种服务包对结局指标的影响见表 9-6。可知,C 类包患者末次健康体检结果中的 SBP、LDL-C、HDL-C 和 TC 值低于 A 类包,其中在 LDL-C 上的差异有统计学意义,并且 LDL-C 达标率高于 A 类包;同时,C 类包患者首末两次健康体检结果中的空腹血糖、HbA1c、LDL-C、TC、DBP 的降低程度大于 A 类包。总的来说,两组患者在各项结局指标上的差异基本没有统计学意义,指示两种服务包的患者健康管理的效果是接近的。

表 9-6 两种服务包的签约患者健康管理效果的比较

指标	A 类包	C 类包	P 值
末次 SBP/mmHg	129.8364	129.7360	0.8790
ΔSBP/mmHg	−0.1932	−0.1500	0.9543
末次 DBP/mmHg	75.05338	75.10914	0.8891
ΔDBP/mmHg	−0.07475	−0.1066	0.9440

指标	A类包	C类包	P值
末次血压达标率/(%)	43.81	41.88	0.4570
末次 HbA1c/(%)	6.266263	6.371579	0.2526
ΔHbA1c/(%)	−0.507134	−0.722047	0.8074
末次 HbA1c 达标率/(%)	79.28	75.66	0.2410
末次空腹血糖/(mmol/L)	7.393439	7.471979	0.5466
Δ空腹血糖/(mmol/L)	0.072442	−0.027878	0.4747
末次 LDL-C/(mmol/L)	2.512755	2.404645	**0.0158**
ΔLDL-C/(mmol/L)	−0.081675	−0.128052	0.5313
末次 LDL-C 达标率/(%)	50.85	54.31	0.1860
末次 HDL-C/(mmol/L)	1.257584	1.246081	0.2109
ΔHDL-C/(mmol/L)	−0.024665	−0.069586	**0.0164**
末次 TC/(mmol/L)	4.691544	4.596183	0.0905
ΔTC/(mmol/L)	−0.008605	−0.042756	0.8292

注:Δ=末次结局指标−首次结局指标。

三、国内外家庭医生签约服务效果评价

(一) 国内外糖尿病指标管理评价

2010—2011 年在全国范围内开展的糖尿病患者血糖、血脂、血压综合达标情况研究(以下简称"3B研究")与《中国慢性病及其危险因素监测报告 2013》显示,我国糖尿病患者的 HbA1c 达标率接近50%,在湖北省开展的研究报道的 HbA1c 达标率为 55.73%,北京市 40 家基层医疗机构中患者的 HbA1c 达标率为 50%,而吉林省和上海市糖尿病患者的 HbA1c 达标率分别为 44.2% 和 12.42%。成都市某区家庭

医生签约服务实施后,糖尿病患者的 HbA1c 达标率为 79.28%,远远高于全国平均水平和国内其他地区水平。

对比国际情况,日本糖尿病患者的 HbA1c 达标率为 44.9%,韩国国家营养与卫生调查显示其 HbA1c 达标率可能由于标准更加严格而显得较低,为 27.0%,土耳其 HbA1c 达标率则为 40.2%;Kamlesh Khunti 等于 2018 年发表的收集了全球 20 个国家共 24 篇糖尿病患者血糖、血脂、血压管理情况研究的 Meta 分析显示,HbA1c 达标率最高的国家为荷兰,其达标率达到了 70.5%,西班牙、德国、法国及美国的 HbA1c 达标率均大于 60%,全球平均达标率为 43%,欧洲和北美地区平均达标率分别为 50% 与 53%。相比而言,成都市某区糖尿病患者在家庭医生服务的管理下,其血糖控制水平已达国际先进水准,甚至远远高于发达国家的平均达标率(表 9-7)。

表 9-7　国内外糖尿病患者血糖控制研究结果

研究	研究时间	范围	血糖达标标准	血糖达标率
3B 研究	2010—2011	全国	HbA1c<7%	47.7%
中国慢性病及其危险因素监测报告 2013	2013	全国	HbA1c<7%	49.2%
潘琦等,2016	2013	湖北省	HbA1c<7%	55.73%
Zuo 等,2018	2015	北京市,基层	HbA1c<7%	50%
Wang 等,2014	2012	吉林省	*FPG≤7.0 mmol/L	44.2%
Qin 等,2016	2007—2008	上海市	HbA1c<7%	12.42%
Hu 等,2016	2013	日本	HbA1c<7.0%	44.9%

续表

研究	研究时间	范围	血糖达标标准	血糖达标率
Park 等,2015	2010—2012	韩国	HbA1c<6.5%	27.0%
Sonmez 等,2018	2017	土耳其	HbA1c<7.0%	40.2%
Meta 分析,2018		欧洲		50%[43%~57%]
Meta 分析,2018		北美		53%[46%~59%]
Meta 分析,2018		全球		43%[38%~48%]
成都市研究 总样本	2019	成都市	HbA1c<7.0%	79.28%
A 类包				79.28%
C 类包				75.66%

注:* FPG,空腹血糖。

在血脂指标上,3B 研究中报道的我国糖尿病患者的 LDL-C 达标率为 42.9%,北京市和南京市基层机构中患者的 LDL-C 达标率分别为 33.0% 和 38%,成都市某区糖尿病患者的 LDL-C 达标率为 51.11%,明显高于全国平均水平和国内其他地区水平。

对比国际研究结果,日本和土耳其糖尿病患者的 LDL-C 达标率分别为 27.1% 和 37.3%;Meta 分析研究显示,血脂管理情况最好的国家有爱尔兰、英国和美国,其 LDL-C 达标率分别达到 76.2%、74.5% 和 72.9%,全球平均达标率为 49%,欧洲和北美地区平均达标率分别为 44% 和 63%。成都市某区家庭医生签约服务实施后,糖尿病患者的 LDL-C 达标率已高于许多发达国家和地区的水平,但与国际顶尖的血脂管理情况相比仍有一定距离(表 9-8)。

表 9-8　国内外糖尿病患者血脂控制研究结果

研究	研究时间	范围	血脂达标标准	血脂达标率
3B研究	2010—2011	全国	LDL-C＜2.6 mmol/L	42.9％
Zuo等,2018	2015	北京市,基层	LDL-C＜2.6 mmol/L	33.0％
Ouyang等,2018	2005—2014	南京市,基层	LDL-C＜2.6 mmol/L	38％
Hu等,2016	2013	日本	*LDL-C＜120 mg/dL	27.1％
Sonmez等,2018	2017	土耳其	LDL-C＜100 mg/dL	37.3％
Meta分析,2018		欧洲		44％[31％～56％]
Meta分析,2018		北美		63％[54％～72％]
Meta分析,2018		全球		49％[38％～60％]
成都市总样本	2019	成都市	**LDL-C＜2.6 mmol/L	51.11％
A类包				50.85％
C类包				54.31％

注：*LDL-C＜120 mg/dL 等于 LDL-C＜2.6 mmol/L。

**本研究中一般糖尿病患者的 LDL-C 达标标准为 2.6 mmol/L,合并冠心病或脑卒中的糖尿病患者的 LDL-C 达标标准为 1.8 mmol/L。

在血压指标上,3B 研究指出我国糖尿病患者的血压达标率仅为 28.4％,北京市基层医疗机构中患者的血压达标率达到了 58.2％,成都市某区患者的血压达标率为 43.67％,高出全国水平,但仍然低于北京市的研究结果。与国际情况进行比较,日本糖尿病患者的血压达标率很高,达到 76.6％,土耳其的研究结果也显示其血压控制情况很好,

患者的血压达标率为 69.1%；Meta 分析研究显示，血压管理情况最好
的国家是美国，达标率为 60%，其余国家的血压达标率几乎都低于
50%，全球平均血压达标率为 29%，欧洲地区为 23%，北美地区为
52%。本研究中成都市某区糖尿病患者的血压控制情况虽然高于全球
平均水平，但与美国、日本以及土耳其等地区的血压控制情况相比仍然
有比较明显的差距（表 9-9）。

表 9-9　国内外糖尿病患者血压控制研究结果

研究	研究时间	范围	血压达标标准	血压达标率
3B 研究	2010—2011	全国	SBP/DBP <130/80 mmHg	28.4%
Zuo 等,2018	2015	北京市，基层	SBP/DBP <130/80 mmHg	58.2%
Hu 等,2016	2013	日本	SBP/DBP <130/80 mmHg	76.6%
Sonmez 等,2018	2017	土耳其	SBP/DBP <130/80 mmHg	69.1%
Meta 分析,2018		欧洲		23%[16%～31%]
Meta 分析,2018		北美		52%[45%～59%]
Meta 分析,2018		全球		29%[23%～36%]
成都市总样本	2019	成都市	SBP/DBP <130/80 mmHg	43.67%
A 类包				43.81%
C 类包				41.88%

　　任何单一指标的控制或改善，虽然能给糖尿病患者带来获益，但血
糖、血脂和血压的综合管理才是基于循证医学证据的最佳治疗措施。
血压、HbA1c、LDL-C 三项指标均达标的人群比例，3B 研究报道我国的

水平是 5.6%，土耳其为 10.1%，日本为 11.2%。成都市某区家庭医生签约服务实施后，总样本综合达标率为 20.95%，A 类包患者综合达标率为 20.76%，C 类包患者综合达标率为 22.37%，可见，成都市某区家庭医生服务对糖尿病患者的综合管理效果显著，已远高于全国及国外部分国家的水平。

（二）国内外家庭医生服务效果评价

对国内外针对家庭医生服务对糖尿病患者健康管理效果研究的文献分析显示，近年来在北京市和上海市开展的家庭医生服务，分别可使糖尿病患者的 HbA1c 达标率达到 77.8% 和 68.6%；来自克罗地亚、加拿大、美国和马来西亚的针对家庭医生服务效果的研究显示，家庭医生服务可使糖尿病患者的 HbA1c 达标率分别达到 42.6%、48.1%、40.5% 和 34.0%。相比而言，成都市某区的家庭医生服务效果突出，糖尿病患者的 HbA1c 达标率远高于国外文献报道的水平，稍高于北京市和上海市家庭医生服务成果（表 9-10）。

表 9-10　国内外家庭医生服务对糖尿病患者血糖控制研究结果

研究	研究时间	范围	血糖达标标准	血糖达标率
智能慢性病管理系统	2014	北京市	HbA1c<7%	77.8%
"1+1+1"模式	2016	上海市	HbA1c<7%	68.6%
Lang 等，2015	2008	克罗地亚	HbA1c<7.5%	42.6%
McCrate 等，2010	2010	加拿大	HbA1c≤7%	48.1%
Spann，2006	2000	美国	HbA1c<7%	40.5%
Chew 等，2013	2009	马来西亚	HbA1c≤7%	34.0%
成都市总样本	2019	成都市	HbA1c<7%	79.28%
A 类包				79.28%
C 类包				75.66%

在血脂管理情况上,北京市的研究显示患者的 LDL-C 达标率为
13.97%,上海市为 38.8%;而加拿大、美国和马来西亚接受家庭医生
服务的患者的 LDL-C 达标率分别为 40.0%、43.8% 和 21.1%。成都
市某区患者的 LDL-C 达标情况明显优于国内其他地区和一些发达国
家(表 9-11)。

表 9-11   国内外家庭医生服务对糖尿病患者血脂控制研究结果

研究	研究时间	范围	血脂达标标准	血脂达标率
智能慢性病管理系统	2014	北京市	LDL-C≤2.6 mmol/L	13.97%
"1+1+1"模式	2016	上海市	LDL-C≤2.6 mmol/L	38.8%
McCrate 等,2010	2010	加拿大	LDL-C≤2.5 mmol/L	40.0%
Spann,2006	2000	美国	LDL-C<100 mg/dL	43.8%
Chew 等,2013	2009	马来西亚	LDL-C≤2.6 mmol/L	21.1%
成都市总样本	2019	成都市	* LDL-C<2.6 mmol/L	51.11%
A 类包				50.85%
C 类包				54.31%

注:* 本研究中一般糖尿病患者的 LDL-C 达标标准为 2.6 mmol/L,合并冠心病或脑卒
中的糖尿病患者的 LDL-C 达标标准为 1.8 mmol/L。

在血压管理方面,上海市家庭医生服务管理下糖尿病患者的血压
达标率为 29.1%,加拿大、美国以及马来西亚接受家庭医生服务的患
者的血压达标率分别为 39.4%、35.3% 和 34.3%,成都市某区的家庭
医生服务对患者血压控制得更好(表 9-12)。

表 9-12   国内外家庭医生服务对糖尿病患者血压控制研究结果

研究	研究时间	范围	血压达标标准	血压达标率
"1+1+1"模式	2016	上海市	SBP/DBP<130/80 mmHg	29.1%
McCrate 等,2010	2010	加拿大	SBP/DBP<130/80 mmHg	39.4%

续表

研究	研究时间	范围	血压达标标准	血压达标率
Spann,2006	2000	美国	SBP/DBP<130/80 mmHg	35.3%
Chew 等,2013	2009	马来西亚	SBP/DBP<130/80 mmHg	34.3%
成都市总样本	2019	成都市	SBP/DBP<130/80 mmHg	43.67%
A 类包				43.81%
C 类包				41.88%

在三项指标均达到效果指南推荐标准的患者比例上,上海市和北京市的综合达标率分别为 9.5%和 8.1%,加拿大和美国的综合达标率分别为 2.5%和 7.0%,成都市某区的综合达标率达 20.95%(表9-13)。

表 9-13　国内外家庭医生服务对糖尿病患者综合控制研究结果

研究	研究时间	范围	综合达标标准	综合达标率
"1+1+1"模式	2016	上海市	HbA1c<7% LDL-C≤2.6 mmol/L SBP/DBP<130/80 mmHg	9.5%
姬云涛等,2016	2014	北京市	HbA1c<7% LDL-C≤2.6 mmol/L SBP/DBP<130/80 mmHg	8.1%
McCrate 等,2010	2010	加拿大	HbA1c≤7% LDL-C≤2.5 mmol/L SBP/DBP<130/80 mmHg	2.5%
Spann,2006	2000	美国	HbA1c≤7% LDL-C≤100 mg/dL SBP/DBP<130/80 mmHg	7.0%

续表

研究	研究时间	范围	综合达标标准	综合达标率
成都市总样本	2019	成都市	HbA1c＜7％ LDL-C＜2.6 mmol/L SBP/DBP＜130/80 mmHg	20.95％
A类包				20.76％
C类包				22.37％

　　通过与国内外针对家庭医生服务的效果评估研究结果进行对比，可以发现成都市某区的家庭医生服务在血糖、血脂、血压以及综合达标的情况上均表现出明显优势，已达到先进水准，再次证明了该区家庭医生服务在提升患者健康管理水平上的重要价值。

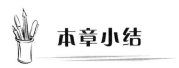 **本章小结**

　　回顾国内外相关研究发现，家庭医生服务效果的评估多以高血压、糖尿病这类非传染性慢性病患者为研究对象，以单中心研究为主；定性研究多对患者满意度等进行调查，定量研究则大都以签约率和血压控制率或血糖控制率为主要评价指标；横断面调查研究较多，另外，使用面板数据分析家庭医生服务对结局的影响的研究也比较常见。国内外研究显示，相比血糖和血脂的管理水平，当前患者的血压管理效果较弱；另外，患者生活方式上的改善比较有限，虽然超重或肥胖的比例有所降低，但吸烟、饮酒等风险行为的发生率没有下降，家庭医生服务提供者需要加强对糖尿病患者的系统管理，指导并督促患者形成良好的

生活方式。总的来说，无论哪种形式的家庭医生服务，对糖尿病患者血糖、血压、血脂等健康指标控制都起到了积极的正向影响作用。与国内经济水平发达、较早推行家庭医生服务的北京市和上海市进行比较，近年推行的家庭医生签约服务模式吸取和综合了前期医学服务和药学服务优点，在血脂管理和血压管理上的效果更为显著。另外，针对慢性病患者用药的复杂性，在我国各地实施的家庭医生服务中，除基础健康服务外，专门的药学服务，尤其是慢性病患者的用药教育和药学服务，尚需补充和强化。

第十章

家庭医生签约药学服务清单开展和普及策略

本章主要从家庭医生签约药学服务清单开展的专业人员服务模式、开展策略，以及普及条件与保障措施三个方面展开。

一、家庭医生签约药学服务清单开展的专业人员服务模式

根据国外专业人员药学服务开展理念、专业人员开展药学服务项目的原则与要求、专业人员开展药学服务项目的普遍程度，构建以下几类专业人员开展服务模式：药师为主模式、药师-医生合作模式、医药护合作模式、医药护公卫合作模式等（表 10-1）。

表 10-1　家庭医生签约药学服务清单开展的专业人员服务模式

药学服务项目		专业人员服务模式
用药咨询与用药指导	常规咨询：如最佳服药时间、用法用量、注意事项、使用疗程、不良反应、药品质量的识别、存放保管等	药师为主模式
	专门咨询：如向同时使用多种药品、用药依从性差、用药后出现不良反应的患者提供咨询	药师为主模式
	对长期服药患者，进行用药、饮食、运动等方面的指导	医药护合作模式
	推荐安全经济有效药物	药师为主模式
用药宣传	常识宣传：向患者宣传处方药、OTC 药品的使用，药物不良反应，健康饮食，特殊人群的用药注意事项，如何与医生沟通用药史等	医药护公卫合作模式
	专题宣传：向患者宣传抗生素滥用危害、中药的正确使用方式等	
上门服务	清理家庭药箱	医药护公卫合作模式
	了解家庭用药情况、指导家庭用药	

药学服务项目		专业人员 服务模式
药品器械 使用的 患者协助	如药品器械使用效果差和无效的患者的使用指导、药品器械安全合理的储存、用完或过期器械的处理	药师为 主模式
用药装置 调节	如使用吸入装置,根据患者吸入过程中是否出现支气管痉挛等不良反应,对患者吸入装置的参数以及吸入过程中是否加其他药物等方面进行调整	药师为 主模式
患者监测	临床监测,如血压监测;监测药物相关问题,如日剂量、相互作用、重复用药、禁忌证、过敏反应、依从性等	药师为 主模式
慢性病患者结构化、持续性的用药评估,并撰写评估报告		药师为 主模式
询问药史,撰写药历,分析并评估患者用药,撰写用药报告,给出建议		药师为 主模式
参与药物治疗方案的讨论		药师-医生 合作模式
参与查房		药师-医生 合作模式
远程药学 服务	与(偏远地区)基层医疗机构建立远程连接,提供远程监督、处方审核、用药咨询等服务	药师为 主模式
转诊权力 及相关的 处方决策权	药师提供转诊服务,转诊到合适的医疗卫生机构或团队	药师-医生 合作模式
	慢性病患者血糖、血脂等指标测定,危险因素的分析,必要时调整患者用药方案	医药护 合作模式

续表

药学服务项目		专业人员 服务模式
公共卫生 相关的服务	药师提供适量的非药物保健信息，帮助患者进行自身健康管理	医药护公卫 合作模式
	戒烟服务	
	疾病筛查	
	紧急激素避孕	
	免疫接种	

二、家庭医生签约药学服务清单开展策略

由于药师提供公共卫生相关的服务、转诊权力及一定处方决策权主要来源于国外药学服务实践，在国内这些服务主要由公共卫生人员、护士或者医生提供，现阶段在国内没有政策法规等支持由药师提供这些服务，包括药师在内的卫生服务提供者也缺乏相关的认知度，因此，可借鉴国外经验，在未来时机成熟时与相关医疗服务提供者合作开展，满足日益增长的卫生服务需求，促进患者健康。

现阶段可开展的药学服务项目的紧迫性区分主要依据国内居民的药学服务需求（可认为文献较多涉及且需求率较高的药学服务项目开展的紧迫性更高）及上海各项药学服务项目的作用分析（药学服务项目作用总分排名较为靠前的，可认为该药学服务项目较为重要），可分为较为迫切需要开展的药学服务项目和可进一步开展的药学服务项目。

1．现阶段可开展的药学服务项目

（1）较为迫切需要开展的药学服务项目

①用药咨询与用药指导

常规咨询：如最佳服药时间、用法用量、注意事项、使用疗程、不良反应、药品质量的识别、存放保管等。

专门咨询：如向同时使用多种药品、用药依从性差、用药后出现不良反应的患者提供咨询。

对长期服药患者，进行用药、饮食、运动等方面的指导。

推荐安全经济有效药物。

②用药宣传

常识宣传：向患者宣传处方药、OTC药品的使用，药物不良反应，健康饮食，特殊人群的用药注意事项，如何与医生沟通用药史等。

专题宣传：向患者宣传抗生素滥用危害、中药的正确使用方式等。

③上门服务

清理家庭药箱。

了解家庭用药情况，指导家庭用药。

④患者监测：临床监测，如血压监测；监测药物相关问题，如日剂量、相互作用、重复用药、禁忌证、过敏反应、依从性等。

⑤慢性病患者结构化、持续性的用药评估，并撰写评估报告。

（2）可进一步开展的药学服务项目

①药品器械使用的患者协助：如药品器械使用效果差和无效的患者的使用指导、药品器械安全合理的储存、用完或过期器械的处理。

②用药装置调节：如使用吸入装置，根据患者吸入过程中是否出现支气管痉挛等不良反应，对患者吸入装置的参数以及吸入过程中是否加其他药物等方面进行调整。

③远程药学服务：与（偏远地区）基层医疗机构建立远程连接，提供远程监督、处方审核、用药咨询等服务。

④询问药史，撰写药历，分析并评估患者用药，撰写用药报告，给出建议。

⑤参与药物治疗方案的讨论。

⑥参与查房。

2. 未来需要逐步开展的药学服务项目

（1）转诊权力及相关的处方决策权

①药师提供转诊服务，转诊到合适的医疗卫生机构或团队。

②慢性病患者血糖、血脂等指标测定，危险因素的分析，必要时调整患者用药方案。

（2）公共卫生相关的服务

①药师提供适量的非药物保健信息，帮助患者进行自身健康管理。

②戒烟服务。

③疾病筛查。

④紧急激素避孕。

⑤免疫接种。

注意：

药学服务需求分析发现，较多提到的居民药学服务需求项目为用药咨询与用药指导、用药宣传、慢性病患者相关药学服务、上门服务。

通过上海临床药师对各项药学服务项目的作用评价发现，总分排名前6位的药学服务项目分别为：专门咨询；常规咨询；患者监测；对长期服药患者，进行用药、饮食、运动等方面的指导；慢性病患者血糖、血脂等指标测定，危险因素的分析，必要时调整患者用药方案；常识宣传。

三、家庭医生签约药学服务清单普及条件与保障措施

根据家庭医生签约药学服务清单实证及国内典型家庭医生签约服务与药学服务实践,我们发现扩充药师队伍、提升药师专业素质,探索多样化的家庭医生签约药学服务模式,明确纳入家庭医生签约药学服务项目,探索多种团队服务形式,信息化管理,依托卫生纵向资源,充分发挥中医药特色和医保协同作用等都能更好地推动家庭医生签约药学服务的发展。

（一）扩充药师队伍、提升药师专业素质

由各项药学服务项目需要的资源分析可以发现,在药学服务项目提供方面,相对于多学科合作、专业设施,更需要药师数量、药师质量、专业技术。由此可见,在药学服务提供方面,药师这一人力因素尤为重要,其数量的多少、质量与专业技术的高低直接影响药学服务的提供。2006 年全球药师配备报告显示,全球平均 70％ 的药师在社区药房工作,如芬兰社区药师占全国药师的比例约为 85％,丹麦约为 57.11％,英国约为 71％;同时国外对社区药师的学历要求较高,基本要本科及以上,如美国提供社区药学服务的专业技术人才要求博士学历。在我国,《中国卫生和计划生育统计年鉴》显示,2014 年社区药师占全国药师的比例为 8.1％;学历方面,中专及高中以下占比为 41.9％,大学本科及研究生占比为 19％。从以上数据来看,我国社区药师人数依旧存在较大缺口,药师学历仍然偏低。因此,进一步扩充药师队伍、提升药师专业素质与专业技能,加快药师从提供传统的管理库存、调配处方服务转向提供更广泛的药学服务显得尤为重要。

（二）探索多样化的家庭医生签约药学服务模式

北京市西城区德胜社区卫生服务中心、海淀区青龙桥社区卫生服务中心分别通过纵向全科医生团队、设立专病护士及"三站式"家庭医生式服务模式开展服务；上海市通过"1＋1＋1"签约服务模式为社区居民提供便捷的药学服务；深圳市罗湖区的模式是一种医院集团下的家庭医生式服务模式；广东省深圳市盐田区海山街道梧桐社区与佛山市南海区积极探索"家庭药师"服务模式。根据当地的实际情况，探索多种形式的药学服务模式，将有利于充分利用各种卫生资源，更好地为社区居民提供服务。

（三）明确纳入家庭医生签约药学服务项目

在各地现有的家庭医生签约服务实践中，已经开展了如下药学服务：慢性病长处方与延伸处方；清理家庭药箱；用药咨询；合理用药指导；中药雾化吸入、中药康复指导；基层医疗卫生机构与专科或综合性医疗机构慢性病用药的衔接；用药优惠；便捷的药品配送；慢性病管理；上门服务；健康评估与管理；疾病筛查；免疫接种等。将其纳入家庭医生签约服务，能够真正为社区居民提供连续性、个体化的药学服务，保障居民健康。

（四）探索多种团队服务形式

药师进入家庭医生团队能够充分发挥多学科合作优势，更好地为社区居民提供全方位、连续性的服务，如北京市的家庭医生服务团队除了全科医生、社区护士、防保人员，有条件的地区在家庭医生团队中纳入药师、护士助理、中医医生、健康教育人员、康复医生、心理咨询师等其他医疗服务提供者。

同时广东省也为促进药学服务建立了药学团队服务形式，如深圳市盐田区海山街道梧桐社区推出了社区互联网＋"家庭药师"模式,由市药师协会统筹,以百优药师中执业药师为主,定期开展健康讲座,提供日常用药咨询和清理家庭药箱等服务。

（五）信息化管理

药学服务的提供往往需要大量的药师,以及较高专业技术水平的药师,而药品调剂配发、处方审核等药师常规工作往往需要耗费大量的人力,使得药师无暇提供更多的药学服务。信息化管理将极大地提高药师的工作效率,使得药师从机械的药品调配工作中解放出来,同时为开展各项药学服务项目提供了便利条件。如深圳市罗湖医院集团东门街道社康中心改变传统人工配药发药服务模式,由智能发药设备配合人工完成处方调配;用手机客户端形式为居民实时提供药学咨询服务。上海市静安区南京西路街道社区卫生服务中心通过移动应用"健康云",使居民可以随时享受家庭医生的服务,家庭医生可以随时了解签约对象的健康信息,服务提供更加便利。

（六）依托卫生纵向资源

我国社区仍存在药师知识和业务能力还不足以胜任当前的社区药学服务的问题,同时我国社区药师人数也存在不足。因此,依托卫生纵向资源,使得上级医院的临床药师等卫生服务提供者进入社区家庭医生服务团队,将极大地提升家庭医生服务团队的整体能力,促进药学服务的开展。如北京市西城区德胜社区卫生服务中心的纵向全科医生团队,将三级医院专业医疗服务提供者纳入家庭医生团队。佛山市南海区由区医管局牵头,三级公立医院全部参与,向下连接基层二级、一级医院和社区卫生服务中心,形成医联体下一体化的"家庭药师"药学服务模式。

（七）充分发挥中医药特色

中医药在预防、保健、养生、康复等方面具有综合优势。2015 年，国务院办公厅印发《中医药健康服务发展规划（2015—2020 年）》，要求力争使所有社区卫生服务机构、乡镇卫生院和 70％的村卫生室具备中医药服务能力。社区卫生服务中心中医药服务的发展对于提升基层医疗服务能力具有十分重要的意义。对于中医药专科建设较为完善的社区，应充分发挥社区的中医药特色，在家庭医生团队中纳入中医医生，将中医药理念融入家庭医生签约服务项目。

（八）充分发挥医保协同作用

不同的医保支付方式与报销比例对于医生的诊疗行为及居民的医疗行为都有重要的影响。适宜的医保政策有利于引导居民主动签约、激励家庭医生团队的工作开展与服务提供。如深圳市罗湖区核定签约参保人本年度医保基金支付总额，实行"总额管理、结余奖励"的医保费用管理方式，发挥医保在家庭医生签约服务中的协同作用。

 本章小结

根据国外专业人员药学服务开展理念、专业人员开展药学服务项目的原则与要求、专业人员开展药学服务项目的普遍程度，构建药师为主模式、药师-医生合作模式、医药护合作模式、医药护公卫合作模式等服务主体模式开展各类药学服务项目。

同时结合国情，制定药学服务项目开展的策略，将各药学服务项目分为现阶段可开展的药学服务项目和未来需要逐步开展的药学服务项目。

  扩充药师队伍、提升药师专业素质，探索多样化的家庭医生签约药学服务模式，明确纳入家庭医生签约药学服务项目，探索多种团队服务形式，信息化管理，依托卫生纵向资源，充分发挥中医药特色和医保协同作用等都能更好地推动家庭医生签约药学服务的发展。

参考文献

References ──────────

[1] 牛玉敬.广州市试点地区家庭医生式服务现况及影响因素研究 [D].广州:南方医科大学,2016.

[2] 巢勤华.提高社区药学服务水平初探[J].药学进展,2011,35 (3):122-125.

[3] 李跃东,师东菊.家庭不合理用药现象分析[J].中国实用医药, 2007,2(19):79.

[4] 楼陆军,刘银生,罗洁霞,等.再论我国药品不良反应监测的现状 与完善对策[J].中国药业,2012,21(18):2-3.

[5] 聂辉华.契约理论的起源、发展和分歧[J].经济社会体制比较, 2017(1):1-13.

[6] 耿晴晴,杨金侠,盛吉莉.基于契约理论的家庭医生式服务支付 机制设计[J].中国卫生事业管理,2015(1):12-14.

[7] 黄毓雯.不完全契约理论研究综述[J].重庆文理学院学报(社会 科学版),2016,35(6):145-150.

[8] 周任重.契约理论发展演化与应用研究述评[J].改革与战略, 2010,26(8):180-182.

[9] 周燕,廉莲.契约理论综述[J].管理观察,2008(23):256-257.

[10] 金强.全球证券交易所公司化改制研究——兼论我国证券市场 治理的改进[D].天津:南开大学,2013.

[11] 陈敏,杜才明.委托代理理论述评[J].中国农业银行武汉培训学院学报,2006(6):76-78.

[12] 蒋媛媛,李雪增.不完全契约理论的脉络发展研究[J].新疆师范大学学报(哲学社会科学版),2014,35(2):106-111.

[13] 田守顺.需求理论视角下医务社会工作实习研究——以武汉市G医院为例[D].武汉:华中师范大学,2016.

[14] 程晓明.卫生经济学[M].3版.北京:人民卫生出版社,2013.

[15] 周菲.杭州市农民工健康需求的实证研究[D].杭州:浙江大学,2009.

[16] 董四平.县级综合医院规模经济效率及其影响因素研究[D].武汉:华中科技大学,2010.

[17] 苗艳青,张森.新型农村合作医疗制度实施效果:一个供需视角的分析[J].农业经济问题,2008(11):71-78.

[18] 赵蓉英,王菊.图书馆学知识图谱分析[J].中国图书馆学报,2011,37(192):40-50.

[19] 洪凌子,黄国彬,于洋.基于CiteSpace的国内外数字图书馆研究论文的比较分析[J].图书馆论坛,2014(6):91-100.

[20] Toklu H Z, Hussain A. The changing face of pharmacy practice and the need for a new model of pharmacy education[J]. Journal of Young Pharmacists,2013,5(2):38-40.

[21] Sadek M M, Elnour A A, Al Kalbani N M, et al. Community pharmacy and the extended community pharmacist practice roles: The UAE experiences[J]. Saudi Pharmaceutical Journal,2016,24(5):563-570.

[22] Christensen D B, Farris K B. Pharmaceutical care in community

pharmacies: practice and research in the US [J]. Annals of Pharmacotherapy,2006,40(7-8):1400-1406.

[23] Scahill S, Harrison J, Sheridan J. Pharmacy under the spotlight: New Zealand pharmacists' perceptions of current and future roles and the need for accreditation [J]. International Journal of Pharmacy Practice,2010,18(1):59-62.

[24] Eickhoff C, Schulz M. Pharmaceutical care in community pharmacies: practice and research in Germany [J]. Annals of Pharmacotherapy,2006,40(4):729-735.

[25] van Mil J W. Pharmaceutical care in community pharmacy: practice and research in the Netherlands [J]. Annals of Pharmacotherapy,2005,39(10):1720-1725.

[26] Herborg H, Sørensen E W, Frøkjaer B. Pharmaceutical care in community pharmacies: practice and research in Denmark [J]. Annals of Pharmacotherapy,2007,41(4):681-689.

[27] Guignard E, Bugnon O. Pharmaceutical care in community pharmacies: practice and research in Switzerland [J]. Annals of Pharmacotherapy,2006,40(3):512-517.

[28] Westerlund L T, Björk H T. Pharmaceutical care in community pharmacies: practice and research in Sweden [J]. Annals of Pharmacotherapy,2006,40(6):1162-1169.

[29] de Castro M S, Correr C J. Pharmaceutical care in community pharmacies: practice and research in Brazil [J]. Annals of Pharmacotherapy,2007,41(9):1486-1493.

[30] Costa S, Santos C, Silveira J. Community pharmacy services in

Portugal［J］. Annals of Pharmacotherapy，2006，40（12）：2228-2234.

［31］ Jones E J，Mackinnon N J，Tsuyuki R T. Pharmaceutical care in community pharmacies：practice and research in Canada［J］. Annals of Pharmacotherapy，2005，39(9)：1527-1533.

［32］ Rayes I K，Hassali M A，Abduelkarem A R. Perception of community pharmacists toward their current professional role in the healthcare system of Dubai，United Arab Emirates［J］. Saudi Pharmaceutical Journal，2015，23(3)：235-240.

［33］ Perraudin C，Bugnon O，Pelletier-Fleury N. Expanding professional pharmacy services in European community setting：is it cost-effective? A systematic review for health policy considerations［J］. Health Policy，2016，120(12)：1350-1362.

［34］ 林秋晓，夏晨，刘秋琼，等. 广州市部分社区老年人用药现状与药学服务需求调查分析［J］. 中国药房，2017，28（12）：1591-1594.

［35］ 胡喆. 某区部分居民对社区药学服务的需要和社区药学服务发展方向［J］. 中国医药指南，2017，15(5)：295.

［36］ 高植明，陈煜初，赵玉珊，等. 社区药学服务模式探索［J］. 中国医院用药评价与分析，2016，16(7)：982-985.

［37］ 朱链链，徐娇，罗健玮，等. 四川省乐山市社区医院和居民药学服务需求调查分析［J］. 现代医药卫生，2016，32（17）：2772-2774.

［38］ 吕凡. 药学服务对社区慢性病患者的影响［J］. 中华保健医学杂志，2016，18(2)：114-116.

[39] 肖凌,邓凤君.城镇居民对社区药学服务需求的调查与分析[J].中国卫生产业,2016,13(28):187-189.

[40] 石秋轶,郭博恺,何迅.贵阳市社区药学服务需求调研分析[J].贵州医药,2016,40(6):658-659.

[41] 林薇,金海英,吴伦,等.宁波市江北区社区居民抗菌药物使用及相关药学服务需求的调查[J].中国药房,2016,27(27):3754-3756.

[42] 吴曙霞,鲍仕慧.社区药学管理服务现状调查及需求分析[J].中国公共卫生管理,2015,31(5):652-654.

[43] 潘耀,鲍仕慧,周璇.温州市医保患者对社区药学服务需求的调查分析[J].中国药房,2014,25(8):685-688.

[44] 张小燕.某社区居民对社区药学服务需求的调查与分析[J].白求恩医学杂志,2014,12(3):241-242.

[45] 贾元威,沈杰,卢建平,等.三线城市居民用药情况及社区药学服务需求调查分析[J].中南药学,2014,12(1):83-86.

[46] 汪琳.芜湖市部分社区居民用药知识与药学服务需求调查分析[J].中国药学杂志,2013,48(14):1222-1225.

[47] 傅超,贡庆,虞巧先,等.上海居民对社区药学服务的态度和需求的调查分析[J].中国药房,2013,24(44):4145-4148.

[48] 杨燕,司云霞,徐勤.糖尿病患者健康教育需求及药学服务策略的调查分析[J].中国药房,2012,23(12):1083-1086.

[49] 王士忠.408名社区老年人药学需求调查分析[J].海峡药学,2012,24(7):213-214.

[50] 鲁珺,吴跃传,王超.北京某大型社区居民药学服务需求调查与分析[J].药品评价,2012,9(20):18-22.

[51] 高福君.淄博市社区居民药学服务需求的调研分析与实践[J].北方药学,2011,8(12):78-79.

[52] 卢结文,陈文伟,陈统清.佛山地区社区药学服务现状及需求分析[J].医药导报,2011,30(5):671-673.

[53] 李晋,何伟明,张宏亮,等.医院开展社区药学服务需求的调查研究[J].中国药房,2009,20(28):2201-2203.

[54] 周萍,陈瑞芳,吴明钗,等.老年慢性病患者社区药学服务需求的调查与分析[J].海峡药学,2009,21(2):154-155.

[55] 包淑云,张婕.庐江县零售药店顾客需求分析[J].中国医药导报,2009,6(30):109-111.

[56] 陈晔,林俊榜,张晓丹,等.社区药学服务调查报告Ⅰ[J].中国现代应用药学,2015,32(1):114-118.

[57] 陈晔,林俊榜,张晓丹,等.社区药学服务调查报告Ⅱ[J].中国现代应用药学,2015,32(2):220-224.

[58] 常利杰,张拓红.居民对社区药学服务需求的调查与分析[J].中国全科医学,2010,13(8A):2441-2444.

[59] 翟龙妹,张安.上海市社区卫生服务中心药事管理现状及对策分析[J].上海医药,2015,36(10):10-13.

[60] Chen T F. Pharmacist-led home medicines review and residential medication management review：the Australian model[J]. Drugs & Aging,2016,33(3):199-204.

[61] 张帆,宋沧桑,付强,等.远程临床药学服务平台的设计与实现[J].中国药业,2017,26(1):91-93.

[62] 郭建辉.北京"家庭医生式服务"知难而进[J].首都医药,2014,21(11):29-30.

［63］ 杜娟，韩玮玮，葛彩英，等.北京市城区家庭医生式服务签约居民社区首诊意愿及影响因素调查［J］.医学与社会，2017，30（4）：8-12.

［64］ 高凤娟，王培玉，史宇晖，等.德胜社区家庭医生式服务新模式的效果研究［J］.中国全科医学，2017，20（13）：1563-1567.

［65］ 付小玻，李鹏，许建，等.北京市陶然亭社区中心家庭医生式服务模式的实践探索［J］.中国卫生产业，2015，12（11）：176-178.

［66］ 邓宏艳，李一童.北京市海淀区青龙桥社区卫生服务中心开展家庭医生式服务的实践与思考［J］.中国全科医学，2015，18（10）：1145-1149.

［67］ 赵新颖，李燕明，李智莉，等.北京市方庄社区家庭医生式服务的实践总结及探索分析［J］.山西医药杂志，2014，43（22）：2637-2639.

［68］ 刘文娟，赵新颖，孔慜，等.北京市丰台区社区家庭医生式服务实践分析［J］.山西医药杂志，2014，43（1）：37-38.

［69］ 王玲，张天晔，易春涛，等."上海市家庭医生制度构建"专家主题研讨［J］.中国全科医学，2017，20（1）：80-84.

［70］ Rittenhouse D R，Shortell S M. The patient-centered medical home：will it stand the test of health reform？［J］. JAMA，2009，301（19）：2038-2040.

［71］ Ji L，Hu D，Pan C，et al. Primacy of the 3B approach to control risk factors for cardiovascular disease in type 2 diabetes patients［J］. American Journal of Medicine，2013，126（10）：925.

［72］ Wang L，Gao P，Zhang M，et al. Prevalence and ethnic pattern of diabetes and prediabetes in China in 2013［J］. JAMA，2017，317

（24）：2515-2523.

［73］ 潘琦，郭立新，肖琛嫦，等．湖北省糖尿病患者血糖控制现状与影响因素的调查分析［J］．中国糖尿病杂志，2016，24（6）：481-485.

［74］ Zuo H J，Wang W H，Deng L Q，et al. Control of cardiovascular disease risk factors among patients with type Ⅱ diabetes in a primary-care setting in Beijing［J］. Journal of the American Society of Hypertension Jash，2018，12（2）：128-134.

［75］ Wang C，Yu Y，Zhang X，et al. Awareness，treatment，control of diabetes mellitus and the risk factors：survey results from northeast China［J］. PLoS One，2014，9（7）：e103594.

［76］ Qin Y，Wang R，Ma X，et al. Prevalence，awareness，treatment and control of diabetes mellitus — a population based study in Shanghai，China［J］. Int J Environ Res Public Health，2016，13（5）：512.

［77］ Hu H，Hori A，Nishiura C，et al. Hba1c，blood pressure，and lipid control in people with diabetes：Japan epidemiology collaboration on occupational health study［J］. PLoS One，2016，11（7）：e0159071.

［78］ Park J H，Lee Y E. Effects of exercise on glycemic control in type 2 diabetes mellitus in Koreans：the fifth Korea National Health and Nutrition Examination Survey（KNHANES Ⅴ）［J］. Journal of Physical Therapy Science，2015，27（11）：3559-3564.

［79］ Sonmez A，Haymana C，Bayram F，et al. Turkish nationwide survey of glycemic and other metabolic parameters of patients with diabetes mellitus (TEMD study) [J]. Diabetes Research and Clinical Practice,2018,146:138-147.

[80] Khunti K, Ceriello A, Cos X, et al. Achievement of guideline targets for blood pressure, lipid, and glycaemic control in type 2 diabetes: a meta-analysis [J]. Diabetes Research and Clinical Practice,2018,137:137-148.

[81] Ouyang X J, Zhang Y Q, Chen J H, et al. Situational analysis of low-density lipoprotein cholesterol control and the use of statin therapy in diabetes patients treated in community hospitals in Nanjing,China[J]. Chin Med J(Engl),2018,131(3):295-300.

[82] Wei Xue-Juan, Wu Hao, Ge Cai-Ying G, et al. Impact of an intelligent chronic disease management system on patients with type 2 diabetes mellitus in a Beijing community[J]. BMC Health Services Research,2018,18(1):821.

[83] 宦红梅,范玉娟,杨架林,等."1+1+1"组合签约模式下家庭医生服务对社区糖尿病管理的效果研究[J].中国全科医学,2018,21(9):1075-1079.

[84] Bralić Lang V, Bergman Marković B, Kranjčević K. Family physician clinical inertia in glycemic control among patients with type 2 diabetes[J]. Medical Science Monitor,2015,21:403-411.

[85] McCrate F, Godwin M, Murphy L. Attainment of Canadian Diabetes Association recommended targets in patients with type 2 diabetes: a study of primary care practices in St John's, Nfld[J]. Canadian Family Physician,2010,56(1):13-19.

[86] Spann S J, Nutting P A, Galliher J M, et al. Management of type 2

diabetes in the primary care setting: a practice-based research network study[J]. The Annals of Family Medicine, 2006, 4(1): 23-31.

[87] Chew B H, Shariff-Ghazali S, Lee P Y, et al. Type 2 diabetes mellitus patient profiles, diseases control and complications at four public health facilities-a cross-sectional study based on the adult diabetes control and management (ADCM) registry 2009[J]. Medical Journal of Malaysia, 2013, 68(5): 397-404.

[88] 姬云涛, 马春芳, 王云娥, 等. 家庭医生式服务对社区 2 型糖尿病患者血糖、血脂、血压联合达标及生活质量的影响研究[J]. 中国全科医学, 2016, 19(19): 2328-2331.

[89] 林晶. 国内外社区药学服务发展概况[J]. 中国药业, 2014, 23(6): 6-8.

[90] 曾靓. 上海市浦东新区社区中医药卫生服务需求和满意度评价[J]. 上海医药, 2011, 32(3): 132-134.

[91] 李莹颖, 赵凤丹, 欧阳亚楠, 等. 我国社区中医药研究现状的文献计量学分析[J]. 医学与社会, 2015, 28(11): 61-64.

[92] 郑丹丹, 赵荣生. 远程药学服务模式及其应用[J]. 中国药学杂志, 2016, 51(6): 513-518.

附录 A

药学服务需求率及提供率的计算

附表 A-1　用药咨询与用药指导需求率

用药咨询 与用药指导	文献 编号	药学服务需求 （文献中表达方式）	药学服务 需求人数	调查 人数	需求率 /（%）
用法用量	2	服药方法	839	1604	
	4	用法用量	289	429	
		合计	1128	2033	55.48
注意事项	2	服药注意事项	918	1604	
	4	注意事项	128	429	
		合计	1046	2033	51.45
使用疗程	4	使用疗程	29	429	6.76
不良反应	2	常见药物不良反应及处理方法	961	1604	
	3	药品不良反应的识别及预防方法	687	1128	
	4	不良反应	80	429	
	19	常见的药物不良反应 及其处理方法	87	206	
		合计	1815	3367	53.91
药品质量的识别	4	药品质量的识别	50	429	11.66
存放保管	2	药物的保存方法	578	1604	
	3	家庭常备药品的储存方法	524	1128	
	4	存放保管	39	429	
		合计	1141	3161	36.10
药膳饮食 指导和服药 饮食禁忌指导	10	药膳饮食指导和服药 饮食禁忌指导	195	345	
	13	药膳饮食指导和服药 饮食禁忌指导	306	658	
		合计	501	1003	49.95

注：文献编号为表 5-2 中的文献编号。

附表 A-2 用药宣传需求率

用药宣传	文献编号	药学服务需求（文献中表达方式）	药学服务需求人数	调查人数	需求率/（%）
宣传药物的注意事项	20	宣讲药物的注意事项	416	1074	38.73
宣讲不良反应和处理	20	宣讲药物不良反应和处理	395	1074	36.78
如何与医生沟通用药史	2	就医时必须告诉医师的事情	611	1604	38.09
宣传中药的合理使用	2	中药的合理使用	922	1604	57.48
针对老年人的用药宣传	10	老年人用药宣传教育	193	345	
	13	老年人用药宣传教育	368	658	
		合计	561	1003	55.93
针对慢性病的用药宣传	20	了解慢性病的合理用药常识	629	1074	58.57

注：文献编号为表 5-2 中的文献编号。

附表 A-3 慢性病相关药学服务需求率

慢性病相关药学服务	文献编号	药学服务需求（文献中表达方式）	药学服务需求人数	调查人数	需求率/（%）
慢性病患者的用药管理	6	建立慢性病患者用药管理	1230	1950	
	10	慢性病患者用药管理	160	345	
	13	慢性病患者用药管理	306	658	
		合计	1696	2953	57.43

续表

慢性病相关药学服务	文献编号	药学服务需求（文献中表达方式）	药学服务需求人数	调查人数	需求率/(%)
建立药历及随访	7	为慢性病患者建立药历	1338	1908	
	12	建立慢性病患者药历，定期跟踪随访	222	705	
	14	慢性病患者随访	555	7811	
	19	慢性病患者随访	80	206	
		合计	2195	10630	20.65
常见监测服务	3	慢性病的常见监测服务	442	1128	39.18

注：文献编号为表 5-2 中的文献编号。

附表 A-4　推荐安全有效经济的药品需求率

文献编号	药学服务需求（文献中表达方式）	药学服务需求人数	调查人数	需求率/(%)
7	为患者推荐物美价廉的非处方药	1820	1908	
11	期望治疗效果好的药物	372	483	
15	推荐安全有效经济的药品	577	1171	
16	推荐安全有效经济药品	155	297	
18	推荐安全、有效、经济的药品	348	713	
20	推荐安全有效经济的药物	537	1074	
	合计	3809	5646	67.46

注：文献编号为表 5-2 中的文献编号。

附表 A-5　上门服务需求率

文献编号	药学服务需求 （文献中表达方式）	药学服务 需求人数	调查人数	需求率 /(%)
7	上门服务	1339	1908	
11	上门服务	313	483	
15	上门服务	167	1171	
16	上门服务	122	297	
18	上门服务	115	713	
20	上门服务	142	1074	
	合计	2198	5646	38.93

注：文献编号为表 5-2 中的文献编号。

附表 A-6　用药咨询、用药宣传、慢性病患者个体的药物指导等服务提供率

文献编号	药学服务提供 （文献中表达方式）	药学服务 提供人数	调查人数	提供率 /(%)
	用药咨询			
1	窗口咨询	928	1604	
2	药量咨询窗	113	429	
3	提供用药咨询服务	1324	1784	
	合计	2365	3817	61.96
	用药宣传			
1	健康课堂	1001	1604	
1	发放药物宣传手册	774	1604	
2	专题讲座、健康教育	157	429	
2	派发宣传资料	65	429	
2	网上宣教	35	429	
3	开展用药知识专题讲座	1260	1784	

续表

文献编号	药学服务提供 （文献中表达方式）	药学服务 提供人数	调查人数	提供率 /（%）
3	设立用药宣传栏	751	1784	
3	提供用药常识等科普资料	689	1784	
4	开展知识讲座座谈	2334	7811	
4	印发宣教资料	2054	7811	
	合计	9120	25469	35.81
慢性病患者个体的药物指导				
1	慢性病个体化的药物指导	464	1604	28.93
上门服务				
2	上门服务	11	429	
3	上门服务	626	1784	
	合计	637	2213	28.78
随访				
1	电话随访	391	1604	
1	定期家庭拜访	326	1604	
4	定期随访患者	1618	7811	
	合计	2335	11019	21.19

注：文献编号为表 5-3 中的文献编号。

附录 B

药学服务项目专家评价

尊敬的专家,您好!

药学服务项目研究可为拓展药师职能的相关政策提供循证依据。本课题重点探讨药学服务项目开展资源、作用,以及是否建议纳入家庭医生签约服务包,您的专业知识与经验对本课题研究至关重要。特别说明,本问卷只用于课题研究分析,将对您所提供的任何个人资料予以绝对保密,非常感谢您的支持!

上海市卫生和健康发展研究中心、华中科技大学

2017 年 7 月

调查说明:

· 项目开展的资源:药师数量、药师质量、多学科合作情况、技术的难度系数、设施的配备情况

· 项目的作用:提升药物安全性与可及性作用、治疗作用、预防作用、促进良好医患关系作用等

· 是否建议纳入家庭医生签约服务包

赋分方法：

需要的资源/作用
非常需要/作用非常大 5分
较需要/作用较大 4分
一般/作用一般 3分
不大需要/作用大小 2分
不需要/几乎没作用 1分

项目具体内容	需要的资源				作用				是否建议纳入家庭签约医生服务包（1：是；2：否；3：不了解）
	大量的高水平药师	多学科合作	专业技术	专业设施	提升药物安全性与可及性作用	治疗作用	预防作用	促进良好医患关系作用	
	1~5	1~5	1~5	1~5	1~5	1~5	1~5	1~5	
（1）询问药史，撰写药历，分析并评估患者用药，撰写用药报告，给出建议									
（2）参与药物治疗方案的讨论									
（3）参与查房									
（4）患者监测：临床监测，如血压监测；监测药物相关问题，如日剂量、相互作用、重复用药，禁忌证、过敏反应、依从性等									

续表

项目具体内容	需要的资源					作用				是否建议纳入家庭医生签约服务包 (1：是；2：否；3：不了解)
	大量的药师	高水平药师	多学科合作	专业技术	专业设施	提升药物安全性与可及性作用	治疗作用	预防作用	促进良好医患关系作用	
	1~5	1~5	1~5	1~5	1~5	1~5	1~5	1~5	1~5	
（5）常规咨询：如最佳服药时间、用法用量、注意事项、使用疗程、不良反应、药品质量的识别、存放保管等										
（6）专门咨询：如向同时使用多种药品、用药依从性差、用药后出现不良反应的患者提供咨询										
（7）常识宣传：向患者宣传处方药、OTC药品的使用、药物不良反应、特殊人群的用药注意事项、如何与医生沟通用药史等										
（8）专题宣传：向患者宣传滥用抗生素用危害、中药的正确使用方式等										
（9）推荐安全经济有效药物										

续表

项目具体内容	需要的资源				作用				是否建议纳入家庭医生签约服务包（1：是；2：否；3：不了解）
	大量的高水平药师	多学科药师合作	专业技术	专业设施	提升药物安全性与可及性作用	治疗作用	预防作用	促进良好医患关系作用	
	1~5	1~5	1~5	1~5	1~5	1~5	1~5	1~5	
（10）清理家庭药箱									
（11）了解家庭用药情况，指导家庭用药									
（12）慢性病患者结构化、持续性的用药评估，并撰写评估报告									
（13）慢性病患者血糖、血脂等指标测定，危险因素的分析，必要时调整患者用药方案									
（14）对长期服药患者，进行用药、饮食、运动等方面的指导									
（15）药品器械使用的患者协助：如药品器械使用效果和无效的患者的使用指导，药品器械安全合理的储存，用完或过期药品器械的处理									

续表

项目具体内容	需要的资源					作用				是否建议纳入家庭医生签约服务包（1:是；2:否；3:不了解）
	大量的药师	高水平药师	多学科合作	专业技术	专业设施	提升药物安全性与可及性作用	治疗作用	预防作用	促进良好医患关系作用	
	1~5	1~5	1~5	1~5	1~5	1~5	1~5	1~5	1~5	
（16）用药装置调节：如使用吸入装置，根据患者吸入过程中是否出现支气管痉挛等不良反应，对患者吸入装置的参数以及吸入过程中是否加用其他药物等方面进行调整										
（17）药师提供转诊服务，转诊到合适的医疗卫生机构或团队										
（18）药师提供适量的非药物保健信息，帮助患者进行自身健康管理										
（19）戒烟服务										
（20）疾病筛查										
（21）紧急激素避孕										
（22）免疫接种										

续表

项目具体内容	需要的资源			作用				是否建议纳入家庭医生签约服务包（1：是；2：否；3：不了解）
	大量的高水平药师	多学科合作	专业技术设施	提升药物安全性与可及性作用	治疗作用	预防作用	促进良好医患关系作用	
	1～5	1～5	1～5	1～5	1～5	1～5	1～5	
（23）与（偏远地区）基层医疗机构建立远程连接，提供远程监督、处方审核、用药咨询等服务								
需要补充的其他药学服务项目：								

个人基本情况调查:

1. 您的性别:□男　□女

2. 您的年龄:□25岁以下　□25～34岁　□35～44岁

　　　　　　□45～54岁　□55～59岁　□60岁及以上

3. 您的工作年限:□5年以下　□5～9年　□10～19年

　　　　　　　　□20～29年　□30年及以上

4. 您的学历:□高中及以下　□中专　□大专　□大学本科

　　　　　　□研究生

5. 您的职称:□正高　□副高　□中级　□师级/助理　□士级

6. 您的专业:□药学　□药物制剂　□中药学　□制药工程

　　　　　　□其他_____

7. 您所在的科室是_____

附录 C

关键人物访谈法提纲

访谈对象：三级医院药学部主任及临床药师；社区卫生服务中心药学部（药剂科）主任及临床药师。

访谈形式：半结构式访谈。

访谈提纲：

1. 本社区以家庭医生签约服务形式开展了哪些药学服务？（该问题只针对社区）

2. 药学服务项目具体开展

（1）针对医院：

· 对于列出的药学服务项目，贵医院目前开展较好的是哪些项目？

· 针对刚才说的开展较好的项目，能否详细说明其中一项是如何开展的，例如，"药物治疗方案谈论"是如何具体展开的？（强调详细过程）

· 开展过程中是否有一些比较好的个案（特别是近期的）？是否有相关的资料？

（2）针对社区：

· 已纳入签约服务包的这些药学服务项目，具体是如何开展的？（强调详细过程）

· 开展过程中是否有一些比较好的个案（特别是近期的）？是否有相关的资料？

3. 针对上面详细说明具体过程的项目，询问其中涉及的资源。具体从以下几个方面进行询问：

（1）开展该项服务项目的具体时间、情景或开展频次。

（2）开展该项服务项目大约花费的时间。

（3）提供该项目的药师或医务人员数量。

（4）对提供者的资质要求（如学历、职称、工作年限要求等）。

（5）提供者所具备的专业技术要求。

（6）开展该项服务项目需要的医疗设备或器械。

（7）开展该项服务项目是否有多学科的合作？是如何进行合作的？

（8）开展该项服务项目是否使用了新技术（信息技术）？

4．目前上面所具体阐述项目开展之后产生的效果

（1）服务覆盖人数。

（2）患者药物治疗方面的效果。

（3）其他：药物安全性与可及性、疾病预防、医患关系、满意度、依从性、合理用药等。

5．家庭医生签约药学服务开展的困难、保障措施

（1）针对医院：您觉得目前药学服务项目纳入签约服务包，存在哪些困难？需要有哪些条件或保障措施？

（2）针对社区：以签约形式开展药学服务存在哪些问题，如药学服务提供有哪些困难、阻碍等？若想普及家庭医生签约药学服务，您认为需要有哪些条件或保障措施？

附录 D

社区药学服务清单、专业人员服务模式及开展策略

附表 D-1　社区药学服务清单、专业人员服务模式及开展策略

社区药学服务开展策略		社区药学服务清单	专业人员服务模式
现阶段可开展的药学服务项目	用药咨询与用药指导	常规咨询：如最佳服药时间、用法用量、注意事项、使用疗程、不良反应、药品质量的识别、存放保管等	药师为主模式
		专门咨询：如同时使用多种药品、用药依从性差、用药后出现不良反应的患者提供咨询	药师为主模式
		对长期服用药患者、进行用药、饮食、运动等方面的指导	医药护合作模式
		推荐安全经济有效药物	药师为主模式
	用药宣传	常识宣传：向患者宣传处方药、OTC药品的使用、药物不良反应、健康饮食、特殊人群的用药注意事项、如何与医生沟通用药史等	医药护公卫合作模式
		专题宣传：向患者宣传抗生素滥用危害、中药的正确使用方式等	
较为迫切需要开展的药学服务项目	上门形式	清理家庭药箱　了解家庭用药情况、指导家庭用药	医药护公卫合作模式
	患者监测	临床监测，如血压监测、监测药物相关问题、如日剂量、相互作用、重复用药、禁忌证、过敏反应、依从性等	药师为主模式
	慢性病患者用药	结构化、持续性的用药评估，并撰写评估报告	药师为主模式

续表

社区药学服务开展策略		社区药学服务清单	专业人员服务模式
现阶段可开展的药学服务项目	药品器械使用的患者协助	如药品器械使用效果差和无效的患者的使用指导、药品器械安全合理的储存、用完或过期器械的处理	药师为主模式
	用药装置调节	如使用吸入装置，根据患者吸入过程中是否出现支气管痉挛等不良反应，对患者吸入的参数以及吸入装置以过程中是否加其他药物等方面进行调整	药师为主模式
可进一步开展的药学服务项目	远程药学服务	与（偏远地区）基层医疗机构建立远程连接，提供远程用药审核、处方审核、用药咨询等服务	药师为主模式
	询问药史，撰写药历，分析并评估患者用药，撰写用药报告，给出建议		药师为主模式
	参与药物治疗方案的讨论		药师-医生合作模式
	参与查房		药师-医生合作模式

续表

社区药学服务 开展策略			社区药学服务清单	专业人员服务模式
	转诊权力 及相关的		药师提供转诊服务,转诊到合适的医疗卫生机构或团队	药师-医生合作模式
	处方 决策权		慢性病患者血糖、血脂等指标测定,危险因素的分析,必要时调整患者用药方案	医药护合作模式
未来需要逐步开展 的药学服务项目	公共卫生 相关的 服务		药师提供适量的非药物保健信息,帮助患者进行自身健康管理	医药护公卫合作模式
		戒烟服务		
		疾病筛查		
		紧急激素避孕		
		免疫接种		

附录 E

药学服务项目的内涵

本附录主要从传统的药学服务项目入手,简略介绍药学服务项目的内涵,继而介绍国际上新型的药学服务项目的内涵。

一、传统药学服务项目的内涵

传统的药学服务包括用药剂量服务、门诊调剂服务、用药宣传、上门服务、治疗药物监测服务、静脉药物调配服务、药学咨询服务、药学情报服务、药事管理与药物治疗管理服务等。

1. 用药剂量服务

药师主要以药动学、药效学为依据,结合患者个体状况选择药物种类、剂型,决定用药剂量。

2. 门诊调剂服务

西药处方调剂的一般顺序为收方→审方→调剂→核对→发药,西药处方调剂是调剂人员的一项重要工作。作为服务性较强的门诊调剂工作,"四查十对"是必须遵守的程序,以确保患者用药的准确性、安全性、合理性、有效性和规范性。

3. 用药宣传

(1)常识宣传:向患者宣传处方药、OTC 药品的使用,药物不良反应,健康饮食,特殊人群的用药注意事项,如何与医生沟通用药史等。

(2)专题宣传:向患者宣传抗生素滥用危害、中药的正确使用方式等。

4. 上门服务

上门服务主要指药师亲自到患者家中,帮助清理家庭药箱、了解家庭用药情况、指导家庭用药。

5. 慢性病患者结构化、持续性的用药评估,并撰写评估报告。

6. 询问药史,撰写药历,分析并评估患者用药,撰写用药报告,给出建议。

7．会诊制——参与药物治疗方案的讨论

（1）定义与政策依据：药学会诊主要是指医药专业人员共同研究和解决临床中用药相关的问题，使患者用药更加安全、有效、经济。2011 年，卫生部、国家中医药管理局、总后勤部卫生部发布的《医疗机构药事管理规定》中，指明临床药师的主要职责之一是参加查房和会诊。2012 年 4 月卫生部颁发《抗菌药物临床应用管理办法》，规定临床药师参与特殊使用抗菌药物的会诊。

（2）临床药师会诊主要形式：全院大会诊、普通会诊、急会诊及电话会诊，以普通会诊及全院大会诊为主。

（3）临床药师会诊主要原因：会诊原因主要包括抗感染、不良反应鉴别与处置、特殊患者用药方案制订及药疗纠纷等。具体包括为特殊人群（妊娠妇女、哺乳期妇女、老年患者、儿童）及肝肾功能不全、重症患者制订初始治疗方案；为病情变化、持续高热、耐药、混合感染、疗效不佳、疗程过长等患者调整治疗方案等。

（4）临床药师参与会诊建议采纳情况：据有关研究发现，临床药师参与的 1627 次会诊中，提出建议 1357 条，被采纳 1073 条，采纳率为79.07％。

（5）临床药师会诊工作取得一定成效：我国临床药师的业务水平日益提高，主要集中在大学附属及地市级三级医院，说明大型的综合医院临床药师工作开展得更为深入、广泛，临床药师的工作比较能得到认同。从会诊形式来看，普通会诊临床药师参与度较高，其也参与了全院大会诊，说明临床药师受到医生的肯定和医院的重视。会诊原因涉及面广，但以抗感染为主，其次为不良反应鉴别与处置、药源性疾病的治疗。会诊过程能够提出比较合理的建议，采纳率较高，且被采纳的案例临床疗效较显著。

(6)临床药师会诊工作存在的不足:药师会诊不规范,不够广泛、深入,整体水平不高,还有待于提高整体会诊水平。主要表现在:①会诊原因以抗感染为主,其他原因占比较小:可能与老年患者体质较弱、合并基础病,伴混合感染、二重感染等相对难治性感染;近年来卫生行政部门要求特殊级抗菌药物,必须经有关专家或临床药师会诊同意后,方可使用有关。②无药物经济学方面的会诊,专科之外用药仍以临床专科医师科间会诊为主。③临床药师会诊没有物价部门统一收费标准:这导致临床药师会诊积极性不高。

8.药师参与查房

(1)背景:临床药学的发展、药师服务重点由药品转向患者、临床药师制的推广。

(2)定义:药师真正走进了临床,与患者面对面交流,与医护人员直接沟通,一起参与查房,进行用药咨询,从而促进合理用药,加强为患者服务的能力。

(3)模式:

①药师跟随医师进行医学查房:目前药师参与查房多数采用这种形式。药师由主任(或主治)医师带领,在查房过程中,先由住院医师介绍患者情况,再由科主任结合患者病情提出问题,如某疾病的诊断要点、经典治疗方法或治疗药物最新研究进展以及下一步的做法等。科主任或其他医师也会向药师提问,如药品的供应情况、规格、价格等,专科药物的作用、用法,药物相互作用和可能出现的不良反应等。药师除了回答医师的提问外,也可对存在的不合理用药情况提出建议。

②药师单独进行药学查房:药师单独查房的目的与跟随医师查房不同,药师单独查房能够充分发挥药师主体地位的作用。药师是开展

药学服务的主体,在查房中严格把握用药环节,充分了解患者的具体情况后,有针对性地提出用药建议,能够提高药物治疗的疗效和患者的依从性。

③对重点病例进行药学查房:药师定期查阅病例,对有疑问的病例联系该科室医师,取得同意后,对该患者进行药学查房。由于之前详细查阅了病例,药师能够在较短的时间内发现问题所在,可对药品不良反应的表现及发生有更直观、更准确的了解,有助于不良反应或其他问题的解决,提高药物的安全合理使用性。

(4)模式评价:药师跟随医师进行医学查房是国内外医院最常采用的模式。医师和药师同为治疗团队成员,一起查房,在询问患者情况时,相互交流沟通,可以获得较多信息。该模式适宜于早查房,了解患者昨天情况的变化。此种查房以了解病情变化为目的,多与诊治有关,药师在其间起辅助作用。药师单独进行药学查房,需要具备一定的临床知识和沟通能力,在熟悉患者情况后方可进行。现阶段,由于患者不熟悉药师工作,可能产生不合作情绪,又由于药学人员知识结构问题,熟练开展药学查房尚需时间磨炼。跨科室查房多为紧急情况查房或抽查,由于跨越科室,药师对该科室药物治疗情况不特别熟悉,到病房后只能点对点地检查问题或解决问题,药师发挥的作用有较大局限。

9. 药品器械使用的患者协助

主要针对药品器械使用效果差和无效的患者,开展器械的使用、药品器械安全合理的储存、用完或过期药品器械的处理等工作的指导。

10. 用药装置调节

主要针对药品器械使用效果差和无效的患者,开展药品器械的使用的帮助。如使用吸入装置,根据患者吸入过程中是否出现支气管痉挛等不良反应,对患者吸入装置的参数以及吸入过程中是否加其他药物等方面进行调整。

11．转诊权力及相关的处方决策权

重点指药师提供转诊服务，将患者转诊到合适的医疗卫生机构或团队；慢性病患者血糖、血脂等指标测定，危险因素的分析，必要时调整患者用药方案。

12．公共卫生相关的服务

重点指药师提供适量的非药物保健信息，帮助患者进行自身健康管理；戒烟服务；疾病筛查；紧急激素避孕；免疫接种等。

13．治疗药物监测服务

治疗药物监测（therapeutic drug monitoring，TDM）是指在临床进行药物治疗过程中，观察药物疗效的同时，定时采集患者的血液（有时采集尿液、唾液等体液），测定其中的药物浓度，探讨药物的体内过程，以便根据患者的具体情况，以药动学和药效学基础理论为指导，借助先进的分析技术与电子计算机手段，并利用药动学原理和公式，使给药方案个体化，从而达到满意的疗效及避免发生毒副反应，同时也可以为药物过量中毒的诊断和处理提供有价值的实验室依据，将临床用药从传统的依靠经验的水平提高到比较科学的水平。

（1）简介：TDM 是在药动学原理的指导下，应用现代化的分析技术，测定血液中或体液中药物浓度，用于药物治疗的指导与评价。

TDM 是最近二十多年来在医学领域内崛起的一门新的边缘学科，其目的是通过测定血液中或体液中药物的浓度并利用药动学的原理和公式使给药方案个体化，以提高药物的疗效，避免或减少毒副反应的发生；同时也为药物过量中毒的诊断和处理提供有价值的实验室依据，为患者提供最佳用药方案。

（2）一般流程：治疗决策（医师／临床药师）→决定处方剂量（医师／

临床药师) → 初剂量设计(医师/临床药师) → 调剂(药师) → 投药(护师/药师) → 观察(医师/临床药师/护师) → 抽血(医师/临床药师/护师/检验师) → 血药浓度监测(临床药师/检验师) → 药动学处理(临床药师/医师) → 调整给药方案(医师/临床药师)。

(3)分析技术:TDM 是随着分析技术的发展、先进仪器的使用而发展起来的。紫外分光光度法、薄层色谱法用于体液分析,因灵敏度、专属性差等问题,能分析的品种很少,气相色谱法也只适用于一些特定的药物品种。高效液相色谱法(HPLC)、气-质联用法因其发展较快,特别是 HPLC,在 TDM 中使用较广,它可测定除了地高辛、锂盐等少数几种药以外的大部分药品,且干扰小,还可测定代谢物,在新药研究中不需要免疫试剂盒,价格相对便宜,又能促进药剂科的科研工作,在体内药物测定中发挥着重要的作用。放射免疫分析(RIA)法等也普遍应用于 TDM。荧光偏振免疫分析(FPIA)法的应用较简便、快速、准确,在常规 TDM 工作中应用较多。由于试剂和仪器价格较高,某些品种样本较少,不少医院未配备荧光偏振免疫分析仪开展 TDM 工作。目前,高效毛细管电泳(HPCE)、液-质(HPLC/MS)联用法也正在 TDM 工作中发挥越来越重要的作用,值得一提的是,随着高效毛细管电泳技术的迅速发展,应用毛细管电泳分离药物、药物对映体及研究药物蛋白结合已越来越引起大家的重视。先进仪器促进了 TDM 工作的开展,而在基层单位利用 UV 法、微生物法、RIA 法等方法同样也开展了不少工作。

(4)临床应用:在临床上,并不是所有的药物或在所有的情况下都需要进行 TDM,但在下列情况下,通常需要进行 TDM。

①药物的有效血药浓度范围狭窄。此类药物多为治疗指数小的药物,如强心苷类等,它们的有效剂量与中毒剂量接近,需要根据药动学

原理和患者的具体情况仔细设计和调整给药方案,密切观察临床反应。

②同一剂量可能出现较大的血药浓度差异的药物,如三环类抗抑郁药。

③具有非线性药动学特性的药物,如苯妥英钠、茶碱、水杨酸等。

④肝肾功能不全或衰竭的患者使用主要经过肝代谢消除的药物(如利多卡因、茶碱等)或肾排泄的药物(如氨基糖苷类抗生素等)时,以及胃肠道功能不良的患者口服某些药物时。

⑤长期用药的患者,依从性差,不按医嘱用药;或者某些药物长期使用后产生耐药性;或者会诱导肝药酶的活性而引起药效降低或升高,以及原因不明的药效变化。

⑥怀疑患者药物中毒,尤其有的药物的中毒症状与剂量不足的症状类似,而临床又不能明确辨别。如:普鲁卡因胺治疗心律失常时,过量也会引起心律失常;苯妥英钠中毒引起的抽搐与癫痫发作不易区别。

⑦合并用药产生相互作用而影响疗效时。

⑧药动学的个体差异很大,特别是有由于遗传造成药物代谢速率明显差异的情况,如普鲁卡因胺的乙酰化代谢。

⑨常规剂量下出现毒性反应,诊断和处理过量中毒,以及为医疗事故提供法律依据。

⑩当患者的血浆蛋白含量低时,需要测定血中游离药物的浓度,如苯妥英钠。

14.静脉药物调配服务

静脉药物配置服务中心(pharmacy intravenous admixture services,PIVAS)是指在符合国际标准、依据药物特性设计的操作环境下,经过药师审核的处方由受过专门培训的药技人员严格按照标准操作程序进行全静脉营养、细胞毒性药物和抗生素等静脉药物配制,为临床提供优质的产品和药学服务的机构。

（1）静脉药物配置服务中心的内涵及作用：静脉药物配置服务中心将原来分散在病区治疗室开放环境下进行配制的静脉用药，集中由专职的技术人员在万级洁净、密闭环境下，局部百万级洁净的操作台上进行配制，为患者提供高质量输液服务。

静脉药物配置服务中心除了将护士配液改为药师配液外，最重要的改变在于增加了药师审方的步骤，它使药师从后台走到前台，这一改变对于我国药师工作领域具有划时代的意义。医院静脉药物配置服务中心完全改变了传统的用药方式，医生开好处方单后由电脑输入到医院静脉药物配置服务中心，先由药师核对、检查其用药的合理性，然后再严格按照无菌配制技术配制药物，提供给患者正确的输液药物、正确的浓度、正确的给药持续时间。静脉药物配置服务中心的作用体现在如下几方面。

①患者安全：改变各种临床静脉输液加药混合配制的传统做法，过去这一做法由护士在病区内操作，由于病房环境条件有限，输液质量易受影响，患者安全用药难以保证。

②职业安全：避免过去化疗药物因开放性加药配制对病区环境的污染和对医务人员的损害；有效地加强了职业防护，大大减少了对医务人员和患者的毒害。

③药学审核：加强了对医师医嘱或处方用药合理性的药学审核，发挥了药师的专长与作用。

④发展临床药学，推广合理用药：当前的医院药学已由保障供应型转向药学服务型。建立静脉药物配置服务中心就建立了一个与临床医师探讨合理用药的途径和密切联系的良好机制，这些医院都配有临床药师，可以发现并纠正问题处方或用药不当，减少给药错误，加强合理

用药,提高药物治疗水平及医疗质量,减少治疗费用。

⑤提供工作效率:明确了药师与护理人员的专业分工与合作,把护士从日常繁杂的输液工作中解脱出来,护士有更多的时间用于临床、护理,可提高护理质量与工作效率。

静脉药物配置服务中心先进的静脉药物配制技术和药师全面参与临床合理用药是现代医院药学服务的重要内容,对全面提升医院的管理水平和药物治疗水平有重要作用。

(2)静脉药物调配服务的发展:随着现代医药科技的发展,液体药物静脉输注的治疗模式已由开放式、半开放式向着全密闭式转换。在世界制药行业,药品生产质量管理规范(GMP)的实施,使药品在生产的全过程中,以质量为核心,进行生产全过程的动态管理控制,以保证生产出优质的药品。在药品流通环节,药品经营质量管理规范(GSP)的实施,使药品在采购、储存、配送的过程中,药品质量也能得以保证。

医院的临床用药,药物的溶解、配制均在非洁净的环境中进行,而输液则在半开放式的环境中进行,由此所造成的药物污染、药物配伍不合理、药物不良反应、交叉感染、交叉耐药,以及操作人员长期吸入或接触化疗药品、抗生素等药物而导致身体损害等问题则不可避免。长此以往,不仅会降低药物的临床疗效,甚至会引发严重的事故,同时还会损害医务人员的身体健康。这种先洁净后污染的情况使得优质药品在临床用药过程中不能保证质量和发挥应有的疗效。

为解决上述问题,静脉药物配置服务中心(PIVAS)应运而生。

1969年,世界上第一所PIVAS建立于美国俄亥俄州立大学医院。随后,美国及欧洲各国的医院纷纷建立起自己的PIVAS。时至今日,静脉药物配制已发展成为医院药师的重要工作内容之一。早在1999年,美国93%的营利性医院建有PIVAS,100%的非营利性医院建有

PIVAS。西方发达国家如美国、英国、澳大利亚、新西兰等的教学医院均建有 PIVAS。

PIVAS 的意义：PIVAS 工作的开展，除了保障患者的合理用药外，在保障药品质量和安全性方面也具有较大的优越性。首先，由于配制环境的高洁净度，规范化的配制环节，以及严格的无菌操作，最大限度地减少了药物粉末污染机会以及病原体污染的机会，从而保证了溶液的无菌性。其次，由于严格执行每一道工序，确保药物相溶性和稳定性，保证输液药品的高质量，并使用统一的标签，同时多次核对，可使配制失误减至最少；特别是药师复配后，将按药典中的要求，对输液中的微粒、澄明度等进行严格的检查，这在传统的输液配制中是做不到的，这一过程对保证输液药品的高质量和安全性起到了重要作用。最后，由于药品集中管理，可减少药品流失，药品能够按有效时间顺序合理使用，防止药品失效，造成浪费或过期药品被使用，影响药物治疗效果甚至引起不必要的法律纠纷；通过集中配制，还可合理安排药品的使用，使只得到部分利用的药品不被浪费，降低分剂量成本。

PIVAS 的效益如下。

①PIVAS 是促进临床药学发展的全新平台：药师通过审方、合理用药设计、参与临床查房、收集药品不良反应（ADR）信息，参与制订用药方案、确保用药安全。

②PIVAS 全面提升临床医疗质量：确保配制质量和用药安全，可使临床因配制引起的输液反应发生率降为 0。

③PIVAS 全面加强了医务人员的职业防护：实现了药物配制从"暴露环境"到"洁净环境"的转变，彻底解决了细胞毒性药物等配制时的职业防护难题。

④PIVAS 可优化资源配置，实现资源共享：实现了药品信息、医嘱

信息、调剂信息共享,并通过研究开发安全用药防火墙,预防 ADR 的发生。集中配制还可实现药品合理分享、耗材合理共享。

⑤PIVAS可优化人力资源配置:节约了护理人员资源,"把时间还给护士,把护士还给患者",使药师从单纯发药等简单重复劳动中解放出来,充分发挥各自专业优势。

⑥PIVAS加强医院药事管理,深化医院改革:通过促进合理用药、杜绝药品回扣、为医院制定合理用药政策提供依据等方式,使患者每日平均用药量减少及每日平均药费下降约30%。

⑦PIVAS深入进行了风险控制研究,实现了全面质量管理:针对PIVAS工作流程每个环节中存在的可能风险,PIVAS从环境质量、配制过程、人员培训、操作规范等各个方面建立健全各项规章制度、操作规程、人员职责及细则、岗位职责及细则。

15.药学咨询服务

药学咨询服务的内容主要包括药物的一般知识、药理知识、用法用量、不良反应及注意事项,药物间的相互作用,特殊患者的用药,以及药物"医保"分类、价格动态等。面对患者的问题时,药师必须要清楚患者咨询的内容和目的,耐心细致地解答;对于儿童和老年患者,在提供用药咨询指导其合理用药时,不能仅是口述,还要在药品外包装上用笔注明用法用量及注意事项。建立严格的药物咨询记录,定期分析、点评咨询内容。拓宽服务范围,充分了解患者的基本情况,对患者大力进行用药宣传与教育,并且要简洁易懂地介绍药物的正确使用方法,让患者尽快了解如何正确合理使用药物。这需要对药房药师进行统一的专业培训,强化训练药师的专业技能,定期进行业务学习和交流,总结经验,分析、解决存在的问题,提高药师的专业水准。

（1）背景：

①患者的需要：在药房，药师的调剂任务异常繁重，面对就医者，药师只能简单介绍用法，对于患者怎样合理用药，根本没有时间处理，患者只能自己阅读药品说明书。能够全面读懂药品说明书的人仅占少数，加之部分药品生产厂家的说明书内容专业性较强，不易于理解或对应标明的不良反应等有关内容避重就轻等都严重影响患者的用药安全。药物不良反应的危害越来越引起社会的关注，人们希望了解更多的用药知识。

②临床药学发展的需要：新时期医院药学工作者的工作职能由保证供应、管理药品为主转移到监督、执行和保障用药安全有效、经济合理，提高患者生命质量上来。药学服务（pharmaceutical care，PC）和用药咨询工作的开展将成为临床药学的重要组成部分。通过开展药物咨询工作，直接与患者面对面地解释与药物有关的问题，药学工作也由传统的保障供应型向药学服务型转变，提高了药师的地位，体现了药师的自身价值，改变了药师在患者与医护人员心中的形象。

③临床医务工作者的需要：由于医学科技的迅猛发展，各类新药品种与日俱增，一种化学药物的商品名和规格繁多，医师难以掌握各种药物信息，对大量涌现的各类新药信息也不能及时、全面了解，加之药品的药理作用都具有双重性，因此患者很难对所有药品有全面了解，只有向经过培训并掌握扎实药物知识的药师进行药物咨询，方能使患者发现或纠正某些错误。

（2）药学咨询服务存在的问题：

①药师服务临床作用有限。患者一般询问的问题很少涉及治疗效果、同类药物作用对比、配伍合理性等临床问题，故药师作用有限。

②药学服务经济效益有限，故而以咨询为核心内容的工作就得不

到应有的重视,制约了药学咨询工作的开展。在管理上存在重视实验室工作、药品采购供应、制剂生产管理,轻视药师能力、药物治疗、继续教育的倾向。这就需要使药学的工作重心由供应型向技术型转变。

③药学咨询与用药指导、合理用药有机结合有限。临床药师需要主动提供相关的用药信息和资料,向药学监护迈进。由于患者对药师不是很了解,只是停留在发药的认识阶段,认为药师不能专业地回答自己的疑惑,还是习惯向医师咨询,无形中增加了医师的负担。

④新药的应用及药理特性等方面的书籍、文献及网上查询等设施不够,信息量、资料储备与更新、查询速度都不能满足需要,这些与缺乏足够的专业药师参与药品信息数据库的建设有关,不足以或不利于开展咨询工作。

⑤药学教育偏重化学式教育,而不是生物医学式教育。培养的人才与临床药学服务要求不相符,缺乏必要的专业知识,不能适应药学咨询工作的需要。除此之外,由于药学服务的特殊性,以及缺乏法律方面的保障,药师必须承担一定的责任和风险。

⑥药学工作可以分为强体力与高技术两种工作类型。技术要求不太高的大量事务性工作或者体力性工作由熟练操作的技工完成。知识、技术含量高的工作需要高素质的药师来担任。药师没有细致划分工作,大多忙于调配处方等日常事务性工作,导致没有多余的精力与患者交流。

⑦医护人员与药师的配合程度不高,医护人员认为药师的参与妨碍了他们的自由,会引起他们的抵触心理,这给药师的工作增加了困难。

(3) 药学咨询服务的改善对策:

①建设临床药学培训基地及监控其效果,提升药学咨询人员的整

体素质、职业形象和职业道德。通过广泛的教育,重点培育具有系统、全面、扎实的药学专业知识的药学人才。

②临床药学服务是我国药学发展的必然趋势,理念与思想转变极其重要:由原来的"以药为本"转向"以人为本"。

③加强多学科合作及职责定位:医生的工作重点是诊断,而药师的工作重心是提供药品相关信息,做好用药监控。与医护人员沟通,让医生、护士了解药师并不是重复医生、护士的临床工作,而是他们工作上的补充。药师以合理、正确用药为患者服务。医、护、药的工作各有侧重点,是平等互补的,只有共同提高才能更好地为患者提供服务。

④药师要通过自身水平的不断提高,用实践证明临床药师的重要性,同时要扩大药物的知识宣传,加强患者合理用药意识。

药学咨询是药学工作转型的起点,不断提高药师的素质和专业水平,才能使药学咨询服务得到发展。发展药学咨询服务能使患者享受优质、高效的药学服务,使患者得到更好的治疗。只有这样才能促进药学工作的健康发展和整个卫生事业的进步,才能使药学工作人员有更加广阔的生存空间。

16. 药学情报服务

药学情报服务(pharmaceutical information service)是针对某特定问题以及针对某一方面或某一领域群体用户的"新"的知识,需要刻不容缓地予以传递,具有针对性、及时性和紧迫性。相对来说,管理人员主要需要战略性情报(宏观、综合、发展动向的情报,为解决全局、整体、根本性和方向性问题所需),以制订规划及决策。临床、教学及科研人员主要需要战术性情报(微观、专题的情报,为解决局部、具体问题所需),以促进诊疗技术和方法。当然,管理人员(包括领导人)也需要了解一些战术性情报,第一线技术人员也需要知道战略性情报。

（1）药学情报服务的定义：药学情报服务属于专业性医学活动，以提高医药卫生水平为目的，通过收集、整理和传播，及时将新的、先进的、适合本国国情的药学及相关学科的最新情报和资料有对比、有分析、有建议地提供给药学（及相关学科）人员。

（2）药学情报服务的重要性：现代药学服务对象及内容繁多，新的知识层出不穷，迅速增长。从事药学临床和科研的人员在深入钻研本学科（专业）的同时，没有更多的时间和精力对相关学科（专业）进行全面、系统的调查分析和研究，即使对本学科（专业）的情报信息也需花费大量时间去收集、积累。据统计，这部分时间占整个科研时间的20%～30%（甚至50%）。药学情报服务能为药学临床、教学、科研人员传递知识，促进科技水平的发展和提高，节省科研人员的时间，避免重复和走弯路，因此能节约人力、物力、财力，提高科研和管理的效率。药学情报本身就是财富，药学情报服务又能促使其创造财富（赢得时间、救治生命，促进科技进步等）。所以药学情报服务是科研从开始到结束的整个过程所不能缺少的重要组成部分。

（3）药学情报服务的方法：药学情报服务的方法有主动服务及被动服务。

①主动服务：主动服务指医药学情报人员将收集情报过程中发现的课题或问题分析整理，主动向有关领导等管理人员或科研人员提供。它对科研的发展规划、方向、途径和措施、布局及选题起到参谋作用。

②被动服务：被动服务则是根据用户提出的课题及问题进行收集、整理，然后提供经研究分析的结果，可起到咨询的作用。

（4）药学情报服务的基本环节：基本环节是药学情报的收集、整理和传播，收集、整理为基础，但经过传播才能发挥效益。

①收集：通过个人交流、国内及国际学术会议、科研成果鉴定会及

内部出版的书籍、刊物、报纸以及声像文献等,将各资料及时地收集、积累,以供研究、检索和利用并可随时提出、报道。科学技术的发展日新月异,不可能也没有必要做包罗万象的收集。因此必须注意针对性、方向性、系统性、科学性和经济性。

②整理:对收集到的资料进行分析、综合、对比、去粗取精、去伪存真,并应弄清某项问题的国际、国内及本地区三个水平的情况,明确其间差距,根据本国本地区具体情况提出建议,如哪些课题应该开展(普遍开展或有限开展)。这就要求对问题既有深度的认识又有广泛的了解,既要了解其历史发展也要掌握现状及最新情况。若经分析认为国际、国内的一些研究有借鉴意义,便可直接译出或推荐给有关人员参考(这些资料多属战术性的)。

③传播:经收集、整理所得的药学情报应以最短的时间和最有效的手段提供给医学(及相关学科)管理人员及科研第一线工作人员。传播方式有口头、文字、声像(录音、录像、幻灯、电影等)数种。以速度和灵活性来说,以口头方式为最,既可向某个人直接汇报交谈,又可在不同范围内报告;声像方式最生动;文字报道传播面广,易于储存、检索,可多年利用。情报出版物与学术书刊相比,一般来说更注重趋向、进展及动态,具有及时性、紧迫性等特点,但不及一般学术书刊内容成熟和定型。

(5) 药学情报研究的两个方面:

①药学情报工作方法的研究,属情报学研究范畴。研究药学情报工作的方法、理论和规律,以便更好地指导药学情报服务,欧美的药学情报研究多指此。

②药学科技情报研究,或称情报调研,即通过参加会议、研读资料,掌握本地区内外某一学科或专业的科学技术发展水平、经验、动向及成

果,进行纵观综述,并进一步预测其发展趋势,以及结合本国(或本地区)的具体情况找出差距,提出看法、意见和措施,使本国(或本地区)尽快赶上或超过世界(或国内其他地区)先进水平。药学科技情报研究不但要提供一些具体情报,更重要的是对这些情报进行总结、判断、对比、分析研究,以提供战略性、战术性情报。其大致步骤为确定选题、调查、分析研究,写出调研报告(综述、述评、进展、展望、预测、总结等)。这是保证药学科研和管理质量的不可缺少的工作。

17. 药事管理与药物治疗管理服务

《关于印发〈医疗机构药事管理规定〉的通知》强调贯彻民生为重的理念,落实医改政策;促进合理用药,保障患者用药安全;突出加重医院层面和院领导的责任;加强临床用药的管理,贯彻监测和持续改进理念;加强临床药学和医院药学部门建设;强调医院药学工作的技术性,以及药师在临床药物治疗中的作用;符合医改和医药卫生事业发展形势,权威性高。其业务重点在以下几个方面。

(1)药物临床应用管理

第十五条 药物临床应用管理是对医疗机构临床诊断、预防和治疗疾病用药全过程实施监督管理。医疗机构应当遵循安全、有效、经济的合理用药原则,尊重患者对药品使用的知情权和隐私权。

第十六条 医疗机构应当依据国家基本药物制度,抗菌药物临床应用指导原则和中成药临床应用指导原则,制定本机构基本药物临床应用管理办法,建立并落实抗菌药物临床应用分级管理制度。

第十七条 医疗机构应当建立由医师、临床药师和护士组成的临床治疗团队,开展临床合理用药工作。

第十八条 医疗机构应当遵循有关药物临床应用指导原则、临床路径、临床诊疗指南和药品说明书等合理使用药物;对医师处方、用药医嘱的适宜性进行审核。

第十九条　医疗机构应当配备临床药师。临床药师应当全职参与临床药物治疗工作,对患者进行用药教育,指导患者安全用药。

第二十条　医疗机构应当建立临床用药监测、评价和超常预警制度,对药物临床使用安全性、有效性和经济性进行监测、分析、评估,实施处方和用药医嘱点评与干预。

第二十一条　医疗机构应当建立药品不良反应、用药错误和药品损害事件监测报告制度。医疗机构临床科室发现药品不良反应、用药错误和药品损害事件后,应当积极救治患者,立即向药学部门报告,并做好观察与记录。医疗机构应当按照国家有关规定向相关部门报告药品不良反应,用药错误和药品损害事件应当立即向所在地县级卫生行政部门报告。

第二十二条　医疗机构应当结合临床和药物治疗,开展临床药学和药学研究工作,并提供必要的工作条件,制订相应管理制度,加强领导与管理。

(2) 药剂管理

第二十三条　医疗机构应当根据《国家基本药物目录》《处方管理办法》《国家处方集》《药品采购供应质量管理规范》等制订本机构《药品处方集》和《基本用药供应目录》,编制药品采购计划,按规定购入药品。

第二十四条　医疗机构应当制订本机构药品采购工作流程;建立健全药品成本核算和账务管理制度;严格执行药品购入检查、验收制度;不得购入和使用不符合规定的药品。

第二十五条　医疗机构临床使用的药品应当由药学部门统一采购供应。经药事管理与药物治疗学委员会(组)审核同意,核医学科可以购用、调剂本专业所需的放射性药品。其他科室或者部门不得从事药品的采购、调剂活动,不得在临床使用非药学部门采购供应的药品。

第二十六条 医疗机构应当制订和执行药品保管制度,定期对库存药品进行养护与质量检查。药品库的仓储条件和管理应当符合药品采购供应质量管理规范的有关规定。

第二十七条 化学药品、生物制品、中成药和中药饮片应当分别储存,分类定位存放。易燃、易爆、强腐蚀性等危险性药品应当另设仓库单独储存,并设置必要的安全设施,制订相关的工作制度和应急预案。

麻醉药品、精神药品、医疗用毒性药品、放射性药品等特殊管理的药品,应当按照有关法律、法规、规章的相关规定进行管理和监督使用。

第二十八条 药学专业技术人员应当严格按照《药品管理法》《处方管理办法》、药品调剂质量管理规范等法律、法规、规章制度和技术操作规程,认真审核处方或者用药医嘱,经适宜性审核后调剂配发药品。发出药品时应当告知患者用法用量和注意事项,指导患者合理用药。

为保障患者用药安全,除药品质量原因外,药品一经发出,不得退换。

第二十九条 医疗机构门急诊药品调剂室应当实行大窗口或者柜台式发药。住院(病房)药品调剂室对注射剂按日剂量配发,对口服制剂药品实行单剂量调剂配发。

肠外营养液、危害药品静脉用药应当实行集中调配供应。

第三十条 医疗机构根据临床需要建立静脉用药调配中心(室),实行集中调配供应。静脉用药调配中心(室)应当符合静脉用药集中调配质量管理规范,由所在地设区的市级以上卫生行政部门组织技术审核、验收,合格后方可集中调配静脉用药。在静脉用药调配中心(室)以外调配静脉用药,参照静脉用药集中调配质量管理规范执行。

医疗机构建立的静脉用药调配中心（室）应当报省级卫生行政部门备案。

第三十一条 医疗机构制剂管理按照《药品管理法》及其实施条例等有关法律、行政法规规定执行。

（3）药学专业技术人员配置与管理

第三十二条 医疗机构药学专业技术人员按照有关规定取得相应的药学专业技术职务任职资格。

医疗机构直接接触药品的药学人员，应当每年进行健康检查。患有传染病或者其他可能污染药品的疾病的，不得从事直接接触药品的工作。

第三十三条 医疗机构药学专业技术人员不得少于本机构卫生专业技术人员的 8%。建立静脉用药调配中心（室）的，医疗机构应当根据实际需要另行增加药学专业技术人员数量。

第三十四条 医疗机构应当根据本机构性质、任务、规模配备适当数量临床药师，三级医院临床药师不少于 5 名，二级医院临床药师不少于 3 名。

临床药师应当具有高等学校临床药学专业或者药学专业本科毕业以上学历，并应当经过规范化培训。

第三十五条 医疗机构应当加强对药学专业技术人员的培养、考核和管理，制订培训计划，组织药学专业技术人员参加毕业后规范化培训和继续医学教育，将完成培训及取得继续医学教育学分情况，作为药学专业技术人员考核、晋升专业技术职务任职资格和专业岗位聘任的条件之一。

第三十六条 医疗机构药师工作职责：

（一）负责药品采购供应、处方或者用药医嘱审核、药品调剂、静脉

用药集中调配和医院制剂配制,指导病房(区)护士请领、使用与管理药品;

(二)参与临床药物治疗,进行个体化药物治疗方案的设计与实施,开展药学查房,为患者提供药学专业技术服务;

(三)参加查房、会诊、病例讨论和疑难、危重患者的医疗救治,协同医师做好药物使用遴选,对临床药物治疗提出意见或调整建议,与医师共同对药物治疗负责;

(四)开展抗菌药物临床应用监测,实施处方点评与超常预警,促进药物合理使用;

(五)开展药品质量监测,药品严重不良反应和药品损害的收集、整理、报告等工作;

(六)掌握与临床用药相关的药物信息,提供用药信息与药学咨询服务,向公众宣传合理用药知识;

(七)结合临床药物治疗实践,进行药学临床应用研究;开展药物利用评价和药物临床应用研究;参与新药临床试验和新药上市后安全性与有效性监测;

(八)其他与医院药学相关的专业技术工作。

二、新型的药学服务项目的内涵

新型的药学服务包括远程药学服务、药物治疗管理、老年人潜在不适当用药评价、药学基因组学服务等。

1. 远程药学服务

城市大医院或药房与(偏远地区)基层医疗机构或药店建立远程连接,提供远程监督、处方审核、用药咨询等服务。

1997 年,美国国家药房委员会协会(NABP)将远程药学定义为通过应用远程通信及信息技术向在远处的患者提供药学服务。将农村地区服务水平不足的卫生机构或药房与中心地区的药师建立远程连接，便可提供与传统药房相同的服务，包括远程监督、处方审核、处方调配、药物复审、用药咨询等，不仅保障了患者用药的合理与安全，也在一定程度上解决了药师资源短缺的问题。

据 2013 年美国 Maxor 国家药学服务公司报道，其远程配药系统（remote dispensing system）已经被巴林、比利时、古巴、英国、德国、意大利、日本、西班牙和委内瑞拉使用。可见，远程药学已成为全球卫生的重要组成部分。

（1）远程药学服务模式：远程药学服务模式的开展受制于农村医院所有权及其与其他医院的网络关系、农村地区的类型（孤立型、边界型或人口密集区）、医院间的距离、医院大小、处方量等因素。按照组织合作方式分类，常见的模式是相同医疗系统中的医院互相分享服务的模式，有的是采用系统内医院和系统外医院联合的模式，还有采用农村医院与远程药学商业公司签约合作的模式。按照通信技术分类，可包括 E-mail、电话、传真、音频、视频、数据传输等，对于技术类型并没有具体的限制。

①基于电话的服务模式：在科技没有十分发达的时期，药师给患者打电话进行确认、询问其实也是远程药学服务的一种体现。医疗卫生呼叫中心可提供医疗信息、监督按方用药、再次领药提示、转诊介绍、提高医疗依从性和疾病管理等服务。有报道显示患者对与临床药学呼叫中心（clinical pharmacy call center，CPCC）药师的电话交互体验很满意，认为这样不仅提高了药物治疗质量，而且节省了医疗支出。

②基于视频的服务模式：以美国北达科他州服务模式为例。处方通过照相机成像传输至中心药房，药师确认处方合理后，技师按方配

药,准备药品标签,填装药瓶;药师与技师通过音频-视频电话会议设备沟通并对技师的工作进行实时核对,药师完成最终检查后给予许可,技师才可以发放药品给患者;最后患者进入咨询室,经音频-视频电话会议设备连接向药师咨询。视频相比于其他,更贴近于面对面交谈,信息传递更方便、高效,服务效果更好。

远程药学服务技术标准如下。

法律条款规定开展远程药学的条件,药房、药师和技师许可证的获得条件,能否跨越州界进行服务以及接受远程药学服务的医院需要药师在岗的最短时间等。例如,在北达科他州,药房技师需要在州药学委员会注册,从美国卫生系统药师协会(ASHP)认证的培训项目中结业,若作为本州注册药房技师还必须具备至少1年的工作经验;此外远程药学技术已经在医院和零售药房实现标准化,其系统所需的常用设备主要包括音频-视频电话会议设备、不间断电源等。以上设备均要安装在中央医嘱录入区和偏远地区。在中央医嘱录入区可以安装为固定工作站(有线连接),而在偏远地区可以根据偏好选择安装为固定工作站或者可移动远程药学车,后者的最大优势在于可以移动到医院的任何地方。此外,电话、扫描仪和传真可以作为后备系统,当上述技术无法使用时可用来紧急处理医嘱。

(2)我国远程药学服务进展:

①药房药学服务模式:我国获得资格的执业药师有几十万人,药师资源相当缺乏,且目前大多数供职于医院和药品生产企业,一部分挂证不上岗,还有一部分已经脱离了医药行业,药品零售业的药师人数少之又少,且普遍水平不高,根本无法满足居民合理用药的要求,用药安全问题已十分严峻。2010年,万宁药房首先在香港地区使用"视像药物咨询系统",打破了地域限制,使患者可以实时与万宁药师对话,开启了

药房远程药学新征程。

　　基于 2012 年《关于印发国家药品安全"十二五"规划的通知》的要求,2015 年 12 月之前药店的执业药师必须配备到位。没有执业药师的药店将被逐步淘汰,促使一些地方陆续出台了远程审方等药学服务政策,内蒙古赤峰市、福建省、成都市、广州市、苏州市等已进行试点,这些地方均通过连锁企业总部配备一定数量的执业药师,利用网络视频技术,在各连锁药房开展在线药学服务,但具体数量和要求又各有不同。

　　内蒙古赤峰市:参加试点的门店数量少于 20 家的应当配备 2 名以上注册执业药师开展远程药学服务。门店每增加 20 家,应当增加 1 名注册执业药师。其中注册执业中药师配备比例应不低于 30%。福建省:门店数量在 30 家以内的,应至少配备 4 名执业药师开展远程在线审方。门店经营中药饮片的,执业中药师配备应占执业药师总数的 50%;门店超过 30 家的,每增加 20 家门店,必须增配 1 名执业药师。其中,执业中药师配备不少于执业药师总数的 30%;门店至少还应当配备 2 名药师(有经营中药饮片的,其中 1 名应为中药师),负责处方复核。成都市:每 10 家门店至少配备 1 名执业药师,每家药品零售连锁企业配备不少于 2 名执业药师,其中执业中药师不少于 1 名;总的执业中药师配备比例不应低于 25%。广州市:门店数量在 40 家以内的须配备 4 名以上注册执业药师;经营中药饮片的,其中执业中药师配备比例应为 25%;若超过 40 家门店,每增加 10 家门店,必须增配 1 名注册执业药师。同时在连锁门店至少设置 1 名药师进行处方复核。

　　②医疗机构内的远程药学服务:服务主体药师可分为全科网络药师和专科网络药师。全科网络药师服务人群为居民,为居民提供用药指导及健康宣教;负责整个社康中心或城镇区域覆盖范围内居民的药

学服务。专科网络药师参与患者专科临床药物治疗方案的设计与实施,宣传、指导患者安全用药;专科网络药师定位在医疗机构,承担全科网络药师的专科培训、指导及各专科疑难病例的指导。目前服务模式包括全民药学服务新模式。

(3)远程药学服务模式的优势:

①资源合理再分配:在资源分配不均的农村和城市间,实现了资源的再分配,充分发挥药师的作用,使更多患者受益。

②时间灵活:可以缓解药师资源紧张情况,也可以减小药师的工作压力。药师可在家中安装设备,以便在下班后或因恶劣天气无法去药房时,与技师、患者和医护人员及时沟通。

③延长服务时间:一些药房甚至可以提供每周7天的全天候服务,时刻保障患者用药的合理性与安全性。此外,药师远程监督抗肿瘤药等高危药物的配制,不仅加强了对风险操作的监督,还减少了药师的职业暴露。

④患者更加方便:通过远程连接为缺乏药师的农村药房提供药学监护,患者不必到很远的配备药师的药房,更便捷省力,可减少不必要的就诊,节省医疗开支。

⑤提供药学再教育的资源:远程药学实践为农村从业人员提供药物使用信息并不断更新,也有助于记录和报告外围不良反应等。

《成都市食品药品监督管理局关于做好执业药师远程药学服务相关工作的通知》(成食药监市〔2013〕29号)

各区(市)县食药监局、市局高新处:

根据国家药品安全“十二五”规划和新版药品GSP对执业药师配备的要求,结合我市执业药师数量不足的实际,我局制定了《成都市药品零售企业审批及监管规定》(成食药监〔2013〕89号),明确了在过渡期间,我市药品零售连锁企业总部可以通过执业药师远程网络药学服务(以下简称:远程服务)系统为药品零售连锁门店提供在线审方和药学服务,但经营医疗用毒性药品和第二类精神药品的药品零售连锁门店必须按规定配备执业药师,不得实施远程服务。经前期试点和调研,现就我市药品零售连锁企业开展远程服务有关事宜通知如下,请认真遵照执行:

一、远程服务设施设备及功能要求

(一)药品零售连锁企业总部

1. 单独设置远程服务办公室(或审方工作室),每个执业药师工作平均面积不少于2平方米,具有独立远程服务操作系统且运行完好的电脑设备,同时必须接入互联网并和本企业远程服务门店系统相连接。

2. 应配备专用服务器用于自动调度注册执业药师进行远程服务,加密存储考勤记录、影像资料及处方图片。并且有一个固定的外网IP,能够满足食品药品监管部门的监管需要。

3. 连锁企业总部远程服务系统应具备高清摄像头及语音对讲设备,能通过视频和语音对讲实现实时在线用药咨询、用药指导等药学服务,双方视频语音对讲流畅,不停顿,且影像资料能上传专用服务器加密封存备查,影像资料保存不少于30天;能及时审核连锁门店处方、查询药品基本信息等相关数据。

4. 远程服务审核的处方应及时上传专用服务器上加密封存备查,防止处方图片的修改与删除。系统必须做到先审核后销售。普通药品处方单保存时间为一年以上(含一年);含特殊药品的复方制剂等特殊管理药品的处方单保存时间为二年以上(含二年)。

5. 为规范注册执业药师的行为,药品连锁企业应根据食品药品监管部门的监管需要,在远程服务办公室安装高清视频设备,并与食品药品监管部门电子信息系统对接,以实现对食品药品监管部门对执业药师远程服务情况的实时监控(实施时间另行通知)。

6. 药品连锁企业远程服务办公室必须建立考勤制度和考勤设备,远程药学服务执业药师上下班必须进行指纹考勤,且与远程服务系统登录关联,工作时间必须与门店处方药的营业时间同步。同时,指纹考勤情况上传专用服务器加密存档备查且不能修改。

7. 从事远程服务的执业药师应在远程服务系统中注册保存执业药师注册证书,联系方式,指纹信息,保证远程执业药师登录的唯一性。

(二)药品零售连锁企业门店

1. 具有独立远程服务操作系统且运行完好的电脑设备,同时必须接入互联网并和本企业总部远程服务系统相连接。

2. 应具备高清摄像头及语音对讲设备,能和本企业总部远程服务执业药师通过视频和语音对讲实现实时在线用药咨询、用药指导等药学服务,双方视频语音对讲流畅,不停顿。

3. 应具有专用的高清摄像头来采集处方图像,处方静态图像必须清晰可辨。

4. 门店营业员应熟悉远程服务系统的使用,并能主动指导、协助群众正确使用远程服务系统。

(三)远程服务系统软硬件及网络配置应符合《远程药学服务系统配置标准》(另行通知)的具体要求

二、远程服务的监督管理要求

(一)药品零售连锁企业应按照我局《成都市药品零售企业审批及监管规定》(成食药监〔2013〕89号)要求配备远程服务执业药师,即每10个门店至少配备一名执业药师(每家药品零售连锁企业不少于2名,其中执业中药药师不少于1名;总的执业中药药师配备数量不应少于执业药师总数的 25%），专职从事远程门店处方审核及指导用药服务。

（二）承担远程服务工作的执业药师同时应作为对应的 10 家门店的药品质量负责人（体现在药品经营许可证上），承担药品质量管理职责。应定期或不定期对相应门店药品质量执行情况进行督查、巡查。

（三）开展远程服务的连锁企业应建立相应的管理制度，包括远程服务管理规定、执业药师岗位职责、对门店药品质量督查和巡查制度等，并张贴在远程服务办公室内。

（四）从事远程服务的执业药师必须在职在岗（在职是指与企业确定劳动关系的在册人员；在岗是指相关岗位人员在工作时间内在规定的岗位履行职责），认真履行岗位职责。连锁公司远程服务执业药师除督查、巡查门店药品质量情况外每天在岗率必须达到 50% 以上，临时不在岗的人员须交接手续和记录，委托其他执业药师进行远程药学服务。

（五）属地食品药品监管部门将根据电子信息系统和日常监督检查对连锁企业开展远程服务执业药师在岗情况进行检查，对一月内三次未达到在岗率的连锁企业取消远程服务资格，并记入该企业诚信档案。

三、远程服务的具体事项请咨询市局药品市场监管处，咨询电话：028-61882921。

成都市食品药品监督管理局

2013 年 10 月 14 日

2．药物治疗管理

（1）药物治疗管理的基本概念：药物治疗管理（medication therapy management,MTM）是指具有药学专业技术优势的药师对患者提供用药教育、咨询指导等一系列专业化服务，从而提高用药依从性、预防患者用药错误,最终培训患者进行自我的用药管理,以提高疗效。

MTM 不仅增强了药师和其他医务人员的团队协作,而且体现了以患者为中心,加强了患者与药师之间的沟通联系,使得患者参与治疗过程,有利于改善治疗方案的效果,降低药品费用。

(2)药物治疗管理的核心元素:美国药师协会和美国连锁药店基金协会在对 MTM 回顾性调查的基础上,共同颁布了第 2 版药师 MTM 服务模式要点指南,其中包括五个核心元素:药物治疗回顾、个人用药记录、药物相关活动计划、干预和(或)提出参考意见以及文档记录和随访。这些核心元素为目标的完成提供了一个机制,即关注并解决与患者相关的药物治疗问题,并与其他医疗服务者合作。

(3)国外药物治疗管理的研究现状:

①概况:国外 MTM 在 2003 年就正式提出并不断完善,对 MTM 服务的内涵研究得比较成熟,做了很多关于 MTM 服务的调查,包括对药师的调查、对药学生的调查、对医师的调查以及对患者的调查等。

MTM 服务的对象通常是患有多种慢性病、使用多种药物且药品费用过高超过预期的患者,如糖尿病、高血压、哮喘、心血管疾病、慢性阻塞性肺疾病患者等。

Ogallo 通过一系列理论推导,以 MTM 服务的模型和慢性病护理模型为初始框架发展出了 MTM 研究的概念框架。MTM 服务的模型包括五个核心元素:药物治疗回顾、个人用药记录、药物相关活动计划、干预和(或)提出参考意见、文档记录和随访等。MTM 服务的模型体现了 MTM 的目标、核心特征、过程以及结果。慢性病护理模型是改善慢性病管理组织的框架,它体现出慢性病护理的改善需要。它合并以下六个相互依赖的元素:社区资源、卫生系统支持、自我管理支持、传递系统支持、决策支持以及临床信息系统支持。结合两个模型之后的

MTM 服务框架包括结构指标、过程指标及结果指标。结构指标包括患者特征、用药属性、疾病属性、MTM 服务提供者的属性、传递系统支持、自我管理支持、决策支持以及临床信息系统支持等；过程指标包括MTM 服务过程涉及的角色（患者、药师、医师、护士及相关卫生系统工作人员）、MTM 服务过程的内容暨 MTM 服务的五个核心元素、药物相关问题（用药指征、安全性、有效性、用药依从性）、可采取的措施等；结果指标包括过程或即时结果以及临床结果等。

②药师视角的 MTM 研究：Moczygemba 进行了一项评估药师MTM 意识的研究，通过邮件发送自填式的网络调查问卷对 115 名社区药师进行了调查，内容包括提供 MTM 服务的信心、意愿，相关培训需求，MTM 实施的障碍。结果显示 75% 以上的药师了解 MTM 的准入规则，药师在提供用药治疗回顾、创建个人用药记录以及提供干预及转诊服务方面有信心，但在制订药物相关活动计划方面信心不足，药师对于他们拥有足够的文档记录系统持反对或者中立态度，大部分药师（74%）有成为 MTM 提供者的意愿，并且 78% 的药师愿意参加额外的MTM 培训，从而得出药师有意愿提供 MTM 服务，药师也渴望扩展药师的角色、拓展药学服务的结论。同时良好的文档记录系统以及更多的教育培训对于药师开展 MTM 服务也是很有必要的。

Wang 基于偏好的部分因子设计联合分析，调查了 1524 名药师。药师选择关于 MTM 属性描述的情景，MTM 的属性包括患者的类型（新登记或者回访的患者），患者患有慢性病的状况，患者用药的情况，患者每年的药品花费（2000 美元、3000 美元、4000 美元），患者接受服务的时间（15 分钟、30 分钟、45 分钟），MTM 服务的价格（30 美元、60美元、120 美元）。结果显示药师认为对 MTM 服务的补偿水平应该在每小时 30～100 美元的较高水平。因此为了促进更多药师参与 MTM

服务,药师的服务补偿有待提高。

③患者视角的 MTM 研究:

· 知晓、看法与期望

对健康服务的需求通常受到患者对这项服务的理解程度以及对参与项目或者接受服务带来的预期利益的影响。Truong 进行了多中心横断面的研究,围绕着 MTM 服务的五个核心元素,确定患者关于在社区药房里进行 MTM 服务的看法与期望;他还在增加患者对 MTM 服务的了解以及扩展药师角色方面提出了更好的教育策略和延伸项目。在社区药房调查的结果显示 81 例患者中 60% 的患者从来没有听说过 MTM 服务,80% 的患者没有接受过药物治疗回顾的服务,78% 的患者没有过个人用药记录,86% 的患者从来没接受过药物相关活动计划的服务。56% 的患者认为由药师提供的 MTM 服务是很重要的。70% 的患者认为一对一与药师就用药及整体健康状况进行沟通很重要。患者对于 MTM 服务的五个核心元素知之甚少,虽然患者普遍认为 MTM 服务的提供是非常重要的,但他们还是会担心自身以及药师的时间问题。同时患者也相信通过 MTM 服务能增加交流、与药师建立良好的关系并且可以改善用药。超过 50% 的患者表示愿意通过交流、MTM 服务介绍手册的阅读来了解更多关于 MTM 的信息。

· 接受 MTM 服务

Brown 对患者是否乐意接受 MTM 服务进行了一项横断面的网络调查,调查结果显示患者对于 MTM 服务的接受程度与年龄、性别、保险类型、健康问题(疾病情况)、教育水平、收入等方面有关。

Woelfel、Joseph 在一项研究中对接受 MTM 服务的患者的支付意愿进行了评估,每一位患者在接受 MTM 服务之后会被问及愿意为 MTM 服务支付多少,同时收集患者的用药情况以及人口学特征。他们一共调查了 277 例患者,结果显示患者愿意为 MTM 服务支付的平均价格是 33.15 美元,收入较低拥有补助金的患者愿意支付的金额((12.80±24.10) 美元) 显著低于没有补助金的患者愿意支付的金额((41.13±88.79) 美元)。

· 药物治疗管理服务效果评价

在 2013 年,美国医疗保险和医疗补助服务中心发现 MTM 项目确实显著提高了患者用药依从性,特别是对于心力衰竭患者、慢性阻塞性肺疾病患者以及糖尿病患者而言。

Mott 在社区通过随机对照试验进行了一项对使用跌倒风险增加药物的老年人实施 MTM 服务的初步效果的研究,选取的主要结果指标包括中断使用增加跌倒风险药物率、老年人发生跌倒的比例以及跌倒的次数,次要结果指标包括患者及处方者对于用药建议的接受率。初步结论为社区药师在纠正增加老年人跌倒风险的药物使用方面扮演着重要的角色。

Luder 进行了一项前瞻性的类实验研究来确定以社区药师为基础的包括 MTM 服务的全部过程的过渡医疗服务项目是否可降低住院率,解决药物相关问题,以及提高患者满意度。研究中药师提供的 MTM 服务干预包括药物重整、确定药物治疗问题以及提出治疗改进意见和提供患者自我管理教育,药师提供的这一系列活动都是用文件记录下来的。30 天之后用事先设计好的经过验证的调查工具进行电话调查,用来评估再住院率以及患者的满意度。结论是社区药师成功地在社区和医院之间为患者提供了过渡的服务。接受药师提供的 MTM 服务的患者的再住院率明显低于只接受药师提供一般服务的患者的再住院率。

· 满意度

患者满意度是评价一项服务质量和连续性的重要方面。Moczygemba 对接受电话 MTM 服务的患者满意度情况进行了横断面调查。结果显示大部分服务的受益者对 MTM 项目的服务都是满意的。药师在预防保健方面的作用很大,相比非药剂师保健提供者所进行的随访教育,患者对药剂师所进行的随访教育的满意度更高。Jean Moon 在两个提供全面 MTM 服务的诊室进行了一个关于患者满意度的调查研究,调查问卷包括 3 个方面共 10 个条目,3 个方面分别是药物相关需求、药师和患者的参与度以及总体满意度。收集到 195 个样本,回收率为 19.2%。因素分析和条目分析确定了药师参与患者保健服务的一个影响因素,这个因素就是患者满意度。通过初步评估显示这个调查工具是有效和值得信赖的。

· 患者参与的影响因素

影响患者参与 MTM 服务的因素包括到诊室的距离、年龄、并发症情况。患者不愿意接受 MTM 服务的常见原因还包括多次预约失败、联系不上药师、交通问题等。

· 促进策略

Huet 在评估患者在接受 MTM 服务方面被动和主动促进策略的影响并确定患者接受或者拒绝的原因的一项研究中,采用分层 logistic 回归分析主动和被动促进策略。被动促进策略包括信件和包裹,主动促进策略包括面对面及电话联系。结果显示两种促进策略的差异并无统计学意义。另外,其确定了患者接受 MTM 服务的原因包括 MTM 服务具有潜在的费用节约的特点、可获得药师专业的观点以及较好的用药教育等。患者拒绝 MTM 服务的原因是患者对于目前使用的药物感觉良好以及认为药师会定期进行这项服务。

　　④医师视角的 MTM 研究：Alkhateeb 建立了一个关于医师对于药师执行 MTM 服务的态度的影响因素模型。模型中包含了四个元素：医师对于与药师合作的态度、医师与药师交流的频率、诊疗特征以及医师的基本情况。邮件调查医师对药师执行 MTM 服务的态度，应答者为 102 位，应答率为 22.1％。结果显示超过半数（51.5％）的医师没有或者很少有与药师关于患者用药问题的接触；有 32.7％ 的医师与药师有每天 1～3 次的接触；只有 11％ 的医师回答每天有 1～3 次与药师就新的处方建议进行沟通。有 66.0％ 的医师每天关于处方药的补充与药师有 1 次或更多次的沟通。数据分析显示，60％ 的医师赞同或强烈赞同医疗团队的合作，但是仅有 36％ 的医师支持由药师开展 MTM 服务。医师的因素比如从业时间和专长与他们对药师实施 MTM 服务的态度有密切的关系，而医师与药师之间的沟通频率对其并无显著影响。药师可能需要不断探索更多的方式以提高沟通质量。

　　Guthrie 在社区进行了医师对药师主导的 MTM 沟通的偏好研究，对 2021 名家庭或全科医生进行了横断面调查。调查分为几个模块，包括医师年龄、性别、工作年限、专长及提供 MTM 服务的时间等人口学和处方诊疗特征，以及医师对与药师沟通的偏好（包括沟通方式、沟通时间以及沟通的场所，从医师视角所提出的障碍以及医师是否觉得药师提供的 MTM 服务对患者有帮助等）。结果显示大部分（52.8％）的医师通过传真与药师进行沟通，绝大多数像长期在护理机构提供服务的医师（81.0％）更加倾向于在医师的诊室进行沟通。沟通的最大障碍是缺乏时间以及沟通无效率或低效率。从医师视角来看，提出的最常见的建议就是在 MTM 服务过程中提高沟通效率。大约有 67％ 的被调查者认为 MTM 服务是对患者有益的或者在某种程度上是有益的。所以说被调查者看到了药师提供的 MTM 服务的意义和价值；但是，药师应该依据现在已经认识到的障碍等来提高其在实施 MTM 服务过程中与医师的沟通效率,以提高医师对治疗意见的接受程度。这样也可以更好地促进医师和药师之间的合作。

(4)我国药物治疗管理的研究现状:

①MTM 实践:2014 年,辉瑞公司支持中国执业药师协会将 MTM 引入中国,并翻译出版了《如何开展药物治疗管理(MTM)服务——药师指南》。

2015 年 6 月,北京药师协会在我国内地率先与美国药师协会就联合培养 MTM 药师建立起合作关系,并于当年 10 月正式联合开办"首期美国 MTM 药师资格证书培训班",利用美国药师协会的网站、教材和师资,为北京地区培养符合美国 MTM 药师标准的 MTM 药师。

2015 年 9 月 7 日,西安交通大学第一附属医院药学部 MTM 门诊开诊,为患者提供合理用药咨询服务,MTM 门诊在门诊药房 1 号、2 号窗口,药学服务时间为周一至周五 8:00—12:00。为充分发挥临床药师的作用,更好地为患者提供细致的用药指导,体现以患者为中心的服务理念,该门诊的主要服务内容如下。与患者面对面地交流沟通,解答患者用药疑问,给予耐心解释及指导;临床药师在遵照医师临床诊断和治疗方案的基础上,根据实验室检查指标,利用药效学、药动学、时辰药理学及药物经济学等专业知识,一对一地为患者提供用药剂量、用药时间、药物相互配伍等专业用药意见或建议;并根据现用药情况进行治疗药物医嘱重整,以提高患者用药的依从性,优化药品的治疗效果,降低不良事件的风险,降低医疗费用,促进安全、合理用药。

2016 年 2 月,北京药师协会还与美国药师协会联合举办了"首期美国 MTM 药师师资培训班",培训出 20 名获得美国药师协会认可的 MTM 药师培训师资,他们均被北京药师协会聘为 MTM 药师培训教员。

在 2016 年 7 月举行的"2016 中国药店管理峰会"上，培训总经理邵旭东、辉瑞中国对外医学事业部副总监杨少愚针对 MTM 的模式、智能决策平台做了详细介绍。瑞澄大药房总经理闵丽在会上分享了开展 MTM 以来的数据成果——品类销售增长超过 30%。开展 MTM 服务短短一个月，患者监测血压依从性提高了 7%，服药依从性提高了 3%。MTM 为患者、连锁药店带来的价值不言而喻。之后在辉瑞公司的支持下，标点培训在中国药店管理学院的连锁药店成员单位中，选取 18 家免费提供 MTM 工具。后续，MTM 工作平台不断进行智能化升级。

2016 年 8 月 25 日，由北京药师协会和美国药师协会联合举办的"首期美国 MTM 药师资格证书培训班"结业典礼在北京举行。参加培训的 60 名学员全部通过美国药师协会的自学阶段考试、课后案例审核和北京药师协会的专家考核，取得了美国药师协会颁发的 MTM 药师证书，成为我国内地首批获得 MTM 资格的药师。

2017 年 5 月 19 日，由北京药师协会与美国药师协会联合举办的"美国 MTM 药师培训班（第二期）"在北京启动开班仪式。北京药师协会秘书长袁瑞玲介绍，经过严格遴选，第二期培训班共有学员 120 名。北京连续举办 MTM 药师培训班，是为了持续引进、培养 MTM 培训高端服务人才。第二期培训的重点面向北京市二级以上医疗机构，并向兄弟省市和北京市医药高校、医药流通等单位分配少量名额。参训学员需在规定时间内完成自学课程，考试合格后参加面授课程，最终完成案例作业并通过案例考核。

②我国 MTM 研究现状：近年来，药学服务、药师定位都在不断探索中，我国学者对于 MTM 的研究较晚，我国 MTM 研究论文大多是综述美国 MTM。

潘文灏在一篇关于美国实施 MTM 要素与对我国的借鉴意义的文章中比较了 MTM 服务与患者咨询和疾病管理之间的区别。患者咨询关注药物本身,并且通常是单向传递(从药师到患者),这是患者咨询和 MTM 最重要的区别。疾病管理关注一种特定疾病,为患者提供自我护理的工具和知识,满足患者对特定疾病的需求,包括高血压、血脂障碍、哮喘、糖尿病等。而 MTM 关注的是患者的药物治疗方案,药师与患者是双向传递。同时 MTM 服务的优势在于可以预防由于药物治疗导致的疾病和死亡,减少医疗差错,提高医疗服务的可靠性,使患者积极参与药物治疗的自我管理;提高患者对合理使用药物的理解,提高患者对药物治疗方案的依从性,及时监测药物不良反应。MTM 可通过减少患者的门急诊次数和住院次数,减少卫生服务的利用量,从而减少医药费用支出。

范璟蓉等在美国合作药物治疗管理(collaborative drug therapy management,CDTM)对比我国的现实的研究中总结了美国 CDTM 在各个领域的应用,包括 CDTM 在抗生素合理使用方面的应用、在抗凝血药物合理使用方面的应用,以及在糖尿病药物治疗方面的应用等。Bond 等成功地应用 CDTM 促进了两种抗生素的合理使用,提高了患者用药的安全性、有效性和经济性。CDTM 可有效促进外科手术预防性抗生素用药目的的实现,具有良好的临床效果和经济效果。在面向门诊患者提供的糖尿病 CDTM 项目中,很多受益患者增加了自我监控的实践,及时获得了必要的药物剂量调整,优化了药物治疗的效果,提高了血糖控制率。

也有研究单位进行了局部范围的 MTM 的实践,李雪琴等进行的 50 例初治肺结核患者实施标准化疗 MTM 的效果观察的研究将 2011 年 7 月至 2012 年 3 月收治的 100 例初治肺结核患者分为两组,每组

50 例,观察组实施 MTM,对照组实施常规药物治疗,比较两组治愈率、全程治疗及规律治疗情况,得出结论:MTM 弥补了住院期间药物管理及医护支持时间过短的不足,强化了患者的治疗依从性,促使患者坚持全程、规律抗结核治疗。

现有研究中也有对 MTM 进行效果评价的研究,台湾研究者 Lin 在已实施 MTM 服务的医院用 ECHO(经济、临床、人文结果)模型进行评价,提出 MTM 对于卫生费用的降低、临床结果的改善以及患者用药依从性和满意度的提高都有正向的作用。

小结:现有研究中主要为根据美国 MTM 的信息,对 MTM 内涵以及核心元素的界定。MTM 是指具有药学专业技术优势的药师对患者提供用药教育、咨询指导等一系列专业化服务,从而提高患者用药依从性、预防患者用药错误,最终培训患者进行自我的用药管理,以提高疗效。药师 MTM 服务模式要点指南包括五个核心元素:药物治疗回顾、个人用药记录、药物相关活动计划、干预和(或)提出参考意见以及文档记录和随访。MTM 在提高患者对合理使用药物的理解,提高患者对药物治疗方案的依从性,及时监测药物不良反应,减少药品费用等方面有优势。

3. 老年人潜在不适当用药评价

(1)背景:老年人常患有多种疾病,多重用药现象普遍存在,同时老年人多存在与年龄相关的药动学、药效学改变以及各器官、系统功能下降和心理问题,用药的不安全因素较多,更易引发药物不良反应和药源性疾病。国外有研究表明,20％的老年人至少有 1 种潜在不适当用药。日本一项针对居家护理老年人药物不良事件(adverse drug event,ADE)现状调查发现,48.4％的老年人存在至少 1 种不适当用药。在美国,近 2/3 的老年人因药物过量而住院,67％的住院老年人涉及 4 种药物的单独或联合使用。而老年人潜在不适当用药(potentially inappropriate medication,PIM)与跌倒、急诊入院、住院时间延长、医疗花费增加等密切相关。

1991年,美国Beers等首次将老年人PIM定义为药物有效性尚未确立和(或)药物不良事件的风险超过预期的临床获益,同时缺少较安全的可替代药物。PIM概念包含以下3个方面内容:①过度用药,即使用1种或多种无用药指征的药物;②错误用药,即药物的使用无循证医学证据或缺乏成本效益,有发生潜在ADE的风险;③遗漏用药,即对疾病预防或治疗有益的药物的遗漏使用或使用剂量不足。随后,美国老年医学、临床药学、精神药理学等专家于同年在回顾文献的基础上,运用德尔菲法(Delphi method,也称专家咨询法)对老年人PIM形成了专家共识,该共识后来也被称为Beers标准。其后,加拿大、日本、法国、爱尔兰、泰国、挪威、德国、韩国、意大利、奥地利等也纷纷采用德尔菲法相继制定并发布老年人PIM判断标准,美国Beers标准几经修订,至2015年发布了第5版。目前,世界各国的老年人PIM判断标准已被广泛用于老年患者的药物利用调查,为评价医师处方质量提供了一个有用且操作性强的工具。Stevenson等的研究显示,高达50%的ADE可以通过筛查不恰当用药进行预防。因此,识别PIM是确保老年患者用药安全非常重要的措施。

国外已研制出多种老年人PIM评价工具,主要有基于主观判断的模糊方法和基于客观标准的明确方法2种。基于主观判断的模糊方法是以患者为中心,依据评价者的专业知识来判断处方药物使用是否恰当的方法。常用药物合理指数(medication appropriateness index,MAI)对每种药物的合理性进行打分,然后给出"合理""不很合理"和"不合理"的评分结果。MAI已在美国、英国、丹麦和荷兰等国家得到推广应

用,但是比较耗时(每种药物评价约需 10 分钟),在繁忙的临床工作中
实施较困难,从而限制了其临床应用。基于客观标准的明确方法是以
疾病或药物为导向,通过德尔菲法制订出老年人 PIM 目录,评价者再
依据该目录判断处方药物使用是否恰当的方法。与基于主观判断的模
糊方法相比,基于客观标准的明确方法可再创造度高,而且评价过程不
需要太多的专业知识,因此在大规模研究中应用的成本较低。常用评
价工具有 Beers 标准和 STOPP/START 标准。

(2) 国外 PIM 评价工具研究:目前许多国家都制定了 PIM 清单或
评价工具,一篇关于 1991—2013 年 PIM 评价工具综述的文献中,纳入
了不同国家共 46 个评价工具。我们从中选取了医学水平较发达、老龄
化程度高的美国、加拿大、爱尔兰、法国、挪威、德国和奥地利以及和我
国相似的亚洲国家日本、韩国等国家的老年人 PIM 判断标准进行
精读。

①工具制定方法:方法方面有改进的德尔菲法和传统的德尔菲法,
美国、加拿大、德国等国家采用了改进的德尔菲法,法国、挪威和韩国采
用传统的德尔菲法;不同国家之间遴选次数有差异,美国、加拿大和挪
威遴选了 3 轮,德国、法国等国家遴选了 2 轮。德尔菲法的核心是通过
匿名方式多次征求多位专家意见,当专家意见逐步趋于一致时,得出可
靠性较大的结论或方案。评价方法是李克特量表(Likert scale),有些
国家(比如美国、法国、德国、奥地利)使用了 5 点李克特量表,有些国家
(比如加拿大、韩国)使用了 4 点李克特量表,挪威则使用了视觉模拟量
表(visual analogue scale)。此外,许多国家还对专家论证的可靠性进行
评价,主要对专家权威程度、专家意见协调程度和专家意见集中程度进
行评价。

②工具特点:被纳入目录的药品具有以下特点:a. 老年人使用后易

产生毒性和不良反应;b.老年人使用后风险大于获益;c.老年人使用后疗效不佳或疗效不确定;d.可被较安全的同类药物替代。各国 PIM 标准内容可大致归纳为 3 个方面:a.独立的药物风险(可不考虑疾病状态);b.疾病与药物相互作用所致风险;c.药物相互作用所致风险。

2015 版 Beers 标准与只包含老年人 PIM 的以往 Beers 标准、老年人疾病状态相关的 PIM 和老年人慎用药物 3 个目录相比,新增了老年人应避免的非抗感染药物相互作用和老年患者根据肾功能应避免或减少剂量的非抗感染药物 2 个目录。2015 版 Beers 标准取得了突破性的进展,几乎涵盖了老年人过度用药和错误用药的所有内容,在筛查老年人 PIM 方面有独到的优势。

2015 版的老年人不适当处方筛查工具(STOPP)包含 80 条老年人 PIM 目录;老年人处方遗漏筛查工具(START)则列出了 34 条可能被忽略的药物治疗目录。该标准目前已广泛应用于社区居家老年人,急诊、住院慢性病老年患者的处方药物筛查工作中。但是 STOPP/START 标准按生理系统划分,并未注明具体的药物名称,容易造成跨地区使用的困难。

加拿大目录列出了 PIM 的风险点和替代治疗方案;德国目录补充了防范措施,包括使用保护剂、临床随诊、重点监测、调整剂量和进行必要的检查等,增加了临床实用性;日本目录适用于器官功能和生活能力低下的大于 75 岁的老年人,通过筛选 15 种疾病治疗或预防药物的系统评价或临床指南整理而成,证据等级更高。

③工具更新与补充:美国 Beers 标准至 2015 年已经更新到第 5 版,STOPP/START 标准已经更新到第 2 版,其他国家大多是第一次制定。通常根据最新的药物安全性循证医学证据,药物的上市、撤市信息进行更新和补充。

④工具应用与评述:已经制定 PIM 评价工具的国家纷纷使用已有工具评估各自国家 PIM 流行状况,也有不少研究在评估 PIM 现状的同时使用两种或多种 PIM 评价工具,比较不同工具的适用性和敏感性。使用 PIM 评价工具能够带来积极的临床、经济效益这方面的研究是有限的,或者说还没有足够的证据支持,需要随机控制试验来验证。使用 PIM 评价工具只是降低老年人用药风险措施的一部分。还有文献探讨了医师、药师对 PIM 评价工具使用依从性低的现象,质疑纳入 PIM 清单的药品是否真的是不适当的。有些文献探讨了如何更广泛地使用 PIM 评价工具,比如将电子信息技术应用于 PIM 评价工具,提高 PIM 评价工具的易用性。

(3)国内 PIM 评价工具研究

①工具制定:国内目前只有王育琴等学者研制出了老年人 PIM 目录,但还没有关于此 PIM 目录的应用研究。

其制定过程如下:对美国等 8 个国家的 PIM 判断标准或目录(美国以 2003 版 Beers 标准为准)中具有独立风险的药物及风险点进行汇总整理后,形成合并目录。以此为基础,参考国内药物上市情况、近年来我国老年人严重药物不良反应(ADR)数据以及北京市 22 家医院的老年患者 ADR 数据进行药物遴选,形成中国老年人 PIM 初始目录(基于循证证据)。初始目录形成后,采用德尔菲法进行专家论证,采用 2 轮咨询。此外还对专家论证的可靠性进行评价。

此目录相较于国外目录,亮点在于对纳入 PIM 目录的药物进行了分级,提高了临床适用性。对最终遴选出的药物,根据其用药频度(DDDs)进行分级。DDDs＝某药物年消耗总剂量/该药的限定日剂量。将 DDDs 累积百分比占前 90% 的临床常用药物作为 A 级(优先警示)药物,其余药物作为 B 级(常规警示)药物。

此目录的局限性在于虽然列举了每种药物的风险点和用药建议，但未能对每种药物给出具体的防范措施或替代治疗方案，如使用保护剂、临床随诊、重点监测、调整剂量、进行必要的检查、使用替代药物等。

②PIM 现状评估：国内研究主要是运用 Beers 标准和 STOPP/START 标准来调查住院、门诊和社区老年人 PIM 的现状。例如，王瑞等运用 Beers 标准调查某医院门诊老年患者，5.4％的老年患者存在至少一种 PIM，8.0％的老年患者存在至少 2 种 PIM；周海峰等以 Beers 标准联合 STOPP/START 标准调查上海某三级甲等医院老年住院患者的潜在用药风险发现，20.6％的老年人存在 PIM；顾艳等调查上海市某区级医院发现 26.3％的老年住院患者存在 PIM。总体而言，我国老年人 PIM 的调查多集中在北京、上海等一线城市，而对于二、三线城市尤其是欠发达地区的研究较少。

4. 药学基因组学服务

（1）概念：药学基因组学是综合药理学和遗传学，研究个体基因遗传因素如何影响机体对药物反应的交叉学科。其主要研究基因结构多态性与不同药物反应之间的关系，解释由于个体之间差异所表现出药物的不同治疗效果，趋向于用药个性化。用药个性化将产生最大的效果和有最大的安全性。其也定义为在基因组水平上研究不同个体及人群对药物反应的差异，并探讨用药个性化和以特殊人群为对象的新药开发的学科。1997 年 6 月 28 日金赛特(巴黎)可伯特实验室宣布成立世界上第一家独特的基因与制药公司，研究基因变异所致的不同疾病对药物的不同反应，并在此基础上研制新药或新的用药方法，这一新概念被称为药物基因组学。

（2）作用：药物基因组学可以说是基因功能学与分子药理学的有机结合，且药物基因组学以药物效应和安全性为目标，研究各种基因突变与药效和安全性的关系。

药物基因组学是研究基因序列变异及其对药物不同反应的科学，且由于基因组学规模大、手段新、系统性强，可以直接加速新药的发现，所以它是研究高效、特效药物的重要途径，可通过它为患者或者特定人群寻找合适的药物。药物基因组学强调个体化，因人制宜，有重要的理论意义和广阔的应用前景。另外，新一代遗传标记物的大规模发现，以及其迅速应用于群体，可以大大推进多基因遗传病和常见病机制的基础研究，其研究成果可以为制药工业提供新的药靶。

重新评估过去未通过的新药，原来一些证明"无效"或"毒副反应大"的药物，通过药物基因组学研究有可能证明其对某些人群有较好的作用，或者说根据基因选择治疗药物可提高药物的有效性，避免不良反应的发生，这样，所有在临床试验中失败的药物都有可能"推倒重来"。

（3）检测服务：基因来自父母，几乎一生不变，但由于基因的缺陷，某些人天生就容易患上某些疾病，也就是说人体内一些基因型的存在会增加患某种疾病的风险，这种基因就叫疾病易感基因。（新一代遗传标记物就是单核苷酸多态性（SNP）。个体之间的这种单核苷酸差异为 $1/1000 \sim 1/100$，目前找到一种有用的 SNP 要花 $500 \sim 1000$ 美元，大规模分型技术还有待完善。）

知道了人体某些疾病的易感基因，进行基因检测就可以推断出人们容易患上哪一方面的疾病。

基因检测方法：用专用采样棒从被测者的口腔黏膜上刮取脱落细胞，通过先进的仪器设备，科研人员就可以从这些脱落细胞中得到被测者的 DNA 样本，对这些样本进行 DNA 测序和 SNP 检测，就会清楚地知道被测者的基因排序和其他人有哪些不同，经过与已经发现的诸多种类疾病的基因样本进行比对，就可以找到被测者的 DNA 中存在哪些疾病的易感基因。

　　基因检测不等于医学上的医学疾病诊断，基因检测结果能显示有多高的风险患上某种疾病，但并不是证明已经患上某种疾病，或者说将来一定会患上这种疾病。通过基因检测，医疗机构可向人们提供个性化健康指导服务、个性化用药指导服务和个性化体检指导服务。这样就可以在疾病发生之前的几年，甚至几十年进行准确的预防，而不是盲目地保健；人们可以通过调整膳食营养、改变生活方式、增加体检频次、接受早期诊治等多种方法，有效地规避疾病发生的环境因素。

　　基因检测不仅能提前预测患病风险，还可明确地指导正确用药，避免药物伤害。其将会改变传统被动医疗中的乱用药、无效用药和有害用药以及盲目保健的局面。全球每年约有 750 万人死于不合理用药，位居死亡人数排行的第四位。我国因药物不良反应住院的患者每年约 250 万人，直接死亡约 20 万人；每年发生药物性耳聋的儿童有 3 万多人；在 100 多万聋哑儿童中，50％左右是药物致聋。每一种药物都有可能对 10％～40％的人没有疗效，对百分之几或更多的人有副作用，所以基因检测可造福千家万户。